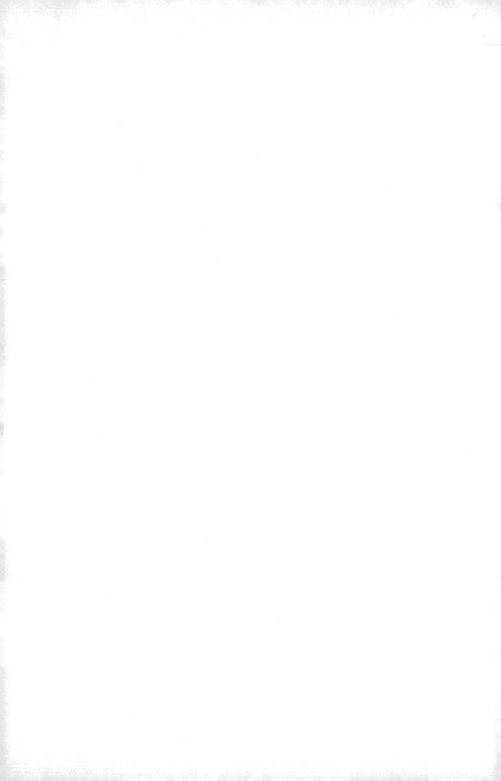

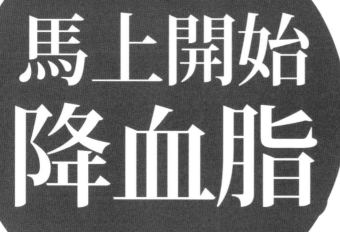

馬上開始降血脂

食療養生專家

李良石◎著

九種
自我調養法
立刻遠離
高膽固醇

※本書原名《5 分鐘降血脂》，現修訂版易名為《馬上開始降血脂，九種自我調養法，立刻遠離高膽固醇》。

Part **❶** 〉

5分鐘了解血脂常識……………………………………009

Part **❷** 〉

5分鐘飲食降血脂法……………………………………037

5分鐘藥膳降血脂法 ·································· 61

Part ❻

5分鐘中西藥降血脂法 ⋯⋯⋯⋯⋯⋯⋯⋯⋯⋯⋯121

（一）降血脂的常用中藥 ⋯⋯⋯⋯⋯⋯⋯⋯⋯⋯122

（二）降血脂的中藥方劑 ⋯⋯⋯⋯⋯⋯⋯⋯⋯⋯136

Part ❼ >

5分鐘運動降血脂法·······················155

5分鐘
了解血脂常識

關於血脂常識您了解多少：

您的血脂正常嗎？血脂異常會有哪些危害？

導致血脂異常的原因是什麼？如何預防和治療？……

如果您不清楚並且想了解這些，那就抽出5分鐘時間，

您的疑問將會在這本書裡得到解答。

■■■ 什麼是血脂？

血液中的脂肪類物質（簡稱脂質），統稱為「血脂」。人體中的血液由血球（紅血球、白血球、血小板）和血漿組成，血脂就瀰散在血漿中。血液中有兩種主要的血脂，即膽固醇（也稱總膽固醇）和三酸甘油脂，其中膽固醇主要以低密度脂蛋白（占總膽固醇的75％）和高密度脂蛋白（占總膽固醇的25％）的形式存在。

由於血脂和其他脂類一樣，不溶於水，但是在血液中與一種特殊的蛋白質「載脂蛋白」（脫輔基蛋白）結合在一起，形成易溶於水的複合物——脂蛋白，就能溶於血漿中了。這樣才能在血液中流動，就像油輪載著油在江河中流動行駛一樣。近年來對載脂蛋白的研究大有進展，至今已發現8種載脂蛋白：A、B、C、D、E、F、G、H。其中載脂蛋白A是高密度脂蛋白的主要蛋白質，參與膽固醇的逆運轉（移除動脈壁沉積的膽固醇送往肝臟代謝）；載脂蛋白B是低密度脂蛋白的主要蛋白質，它作為低密度脂蛋白受體的一種標誌，在膽固醇代謝中發揮主要作用。

■■■ 什麼是高血脂症？

血脂並不是可有可無，而是必須有合適的正常值。血

脂的某些成分過高或過低，都將對人體產生「無聲無息」的嚴重危害。

　　所謂高血脂症，顧名思義，是指血液中脂類物質含量過高，亦即血清中的膽固醇（TC）、三酸甘油脂（TG）和（或）低密度脂蛋白（LDL）過高、和（或）高密度脂蛋白（HDL）過低的一種全身代謝異常病症。由於血脂在血液中都是以與蛋白結合的形式存在，所以又有人將高血脂症稱為高脂蛋白血症。

■■■ 一把雙刃劍——膽固醇

　　許多研究者認為：「血管內壁增厚（亦即動脈粥狀硬化），是膽固醇代謝不正常的結果。」經由動物實驗也得到證明：膽固醇可能導致血管受損。到了1950年代，又有人認為「動物性食物會引起心臟病」，而冠心病曾經是美國人死亡的最主要原因。

　　如今，膽固醇這一詞已家喻戶曉。許多女性為了苗條，或是老年人為了健康，對於肉類避之唯恐不及，認為不吃肉才能減肥、才能減少膽固醇攝取量，粗茶淡飯才能長壽。近年來，素食主義者更日趨增多。

　　膽固醇究竟是一種什麼樣的物質？它對人體又具有什麼樣的作用呢？

事實上，膽固醇是人體內不可缺少的一種營養物質，因此有人形容：「沒有膽固醇就沒有人體。」

世界上沒有絕對的事物，膽固醇也是如此。人體血液中的膽固醇，除了自食物中攝取外，體內自身也有生成膽固醇的能力。更重要的是，人體還能自動調節膽固醇量多寡，以確保血脂成分正常。當然，這種能力是有限的。

膽固醇是一種像脂肪的複合體，大部分由肝臟製造。此外，亦可從食物中吸收得到膽固醇。食物中的膽固醇含量不一，西方人喜歡吃的動物性食品，例如全脂奶、蛋類及食用油，都屬於高膽固醇食品。脂肪——尤其是飽和脂肪酸，可導致體內膽固醇含量增高。通常源自動物性食品的飽和脂肪酸較多，但魚類和家禽類除外。另一方面，源自於植物的食品則多含不飽和脂肪酸。

人體內每一個細胞都含有膽固醇，它是製造激素和維生素不可缺少的物質。身體需要一定分量的膽固醇來維持正常功能，但過多則有害。膽固醇需要與脂蛋白結合才能運輸至身體的各部分組織。運送膽固醇的脂蛋白有兩種，即低密度脂蛋白和高密度脂蛋白。低密度脂蛋白是釀成血管栓塞的罪魁禍首，所以被認為是「壞膽固醇」；至於高密度脂蛋白，因為能清除血管內的膽固醇，所以被認為是「好膽固醇」。

高膽固醇血症的意思，就是血液中含有過多的膽固

醇，這是由於食用了大量的飽和脂肪及高膽固醇食物，或身體內產生過多的膽固醇所導致。膽固醇過多，表示身體健康已經亮起「紅燈」，罹患冠心病的危險性升高。但可怕的是，雖然膽固醇過高，但大多數當事人都不會感覺到任何症狀。所以定期到醫院檢查血膽固醇值，並控制膽固醇值在正常範圍內，對身體健康非常重要。

■■■ 如何自我判斷膽固醇升高？

由於高血脂症發病是一種慢性累積、進行性加重的過程，因此輕度高血脂症患者通常沒有任何不舒服的感覺，也就容易忽視。但當病情發展到較嚴重時，可能會出現頭暈目眩、頭痛、胸悶、氣短、心慌、胸痛、乏力、口角歪斜、無法言語、肢體麻木等症狀，最終導致冠心病、腦中風等致命疾病，並出現相應症狀。

以下將提出一些簡單易行的小方法，您可以時常自己動手檢查。

①當膽固醇過高時，皮膚上會鼓起小腫皰，其表面光滑，呈黃色。多長在眼皮、手肘、大腿、腳後跟等部位。

②三酸甘油脂過高時，皮膚上會出現許多小指頭大小的柔軟小痘狀物，呈淡黃色，主要長在背、胸、腕、臂

等部位，不痛不癢。

③手指叉處如果變黃，表示體內的膽固醇和三酸甘油脂都過高。

④小腿肚抽筋，並經常感到刺痛，可能是膽固醇積存在腿部肌肉裡所引起。

⑤肥胖者的膽固醇積於肝臟內，會導致肝腫大，在深呼吸時以指腹按壓胸部肋骨下緣可觸到肝臟。

⑥瞼黃疣是中年婦女血脂增高的警訊。這是一種淡黃色的小皮疹，多發生在眼瞼上，初起如米粒大，微微高出皮膚，邊界不規則，與正常皮膚截然分開。嚴重時甚至可能布滿整個眼瞼。

■■■ 什麼是血清三酸甘油脂？

三酸甘油脂是由一個甘油分子與三個脂肪酸分子結合而成，它是全身各脂肪組織的主要成分，為人體儲存能量的形式之一。

三酸甘油脂在血漿中與載脂蛋白和磷脂結合，並以脂蛋白形式在血液中運輸。人體血液中三酸甘油脂的來源有二：一是由食物脂肪轉化，二是由體內合成。從日常膳食中攝入的三酸甘油脂，稱為「外源性三酸甘油脂」，它在腸道內形成的乳糜微粒這種脂蛋白中，經由淋巴管道進入

血液中運行。而在人體內由肝臟細胞合成的三酸甘油脂，稱為「內源性三酸甘油脂」，它是以極低密度脂蛋白的型態，直接進入血液循環運輸到機體各組織。進食後血液中的三酸甘油脂主要在乳糜微粒中，空腹時主要在極低密度脂蛋白中。

至於肝臟的作用，不僅攝入從脂肪組織中釋放出的游離脂肪酸，還可將一些醣類合成脂肪酸，並將這些脂肪酸作為原料合成三酸甘油脂，再以極低密度脂蛋白的型態進入血液中。因此，當人體的脂類代謝發生紊亂或攝入過多的糖時，血清三酸甘油脂就會增高。

生活中常見的血脂異常，多屬於內源性高三酸甘油血症，這是由於人們現階段以高糖低脂為特點的飲食結構所造成。

血清三酸甘油脂增高，最常見於原發性或續發性高脂蛋白血症、糖尿病、腎病症候群、心肌梗塞、動脈硬化、肥胖症、胰腺炎、甲狀腺功能低下及酒精中毒等。人們一般吃了高脂飲食後，血清三酸甘油脂就會升高。三酸甘油脂數值升高至200 mg／dl，即為血脂異常，須接受治療；如果達到500 mg／dl時，就是嚴重血脂異常了。

■■■ 你的血脂正常嗎？

　　想了解自己的血脂是否正常，首先要進行血脂化驗。血脂化驗有三種方式：

　　第一種，是血脂2項，包括血清總膽固醇和三酸甘油脂。也就是通常所說的血脂。

　　第二種，是血脂4項，除以上兩項外，還增加了高密度脂蛋白和低密度脂蛋白。

　　第三種，是血脂6項，除以上4項外，還增加了載脂蛋白A和載脂蛋白B。

　　一般情況下，以臨床治療為目的的診斷檢查，僅需要檢查血脂4項，即血清總膽固醇、三酸甘油脂、高密度脂蛋白和低密度脂蛋白（見 表❶）。如果經濟負擔過重，也可以只檢查血脂2項。但由於血清低密度脂蛋白數值比血清總膽固醇數值在評價冠心病的危險上有更直接的價值，因此檢查血清低密度脂蛋白數值高低更為重要。最好在第一次檢查時選擇血脂4項。血脂6項則多用於臨床科研試驗和一些特殊病例。

　　請你將自己的化驗結果對照下面這張表，看看你的血脂值處於哪一欄中；如果不在理想範圍內，請儘快找醫生諮詢，並及時進行治療。

表❶ 血脂檢查項目 mg／dl（mmol／l）

化驗名稱	正常值	臨界值	需藥物治療	治療的最低標準
總膽固醇	200	200～239	≧240	＜240
	(5.17)	(5.17～6.18)	(≧6.20)	(＜6.20)
三酸甘油脂	150	150～199	≧200	＜200
	(1.7)	(1.7～2.25)	(≧2.26)	(＜2.26)
低密度脂蛋白	130	130～159	≧160	＜160
	(3.37)	(3.37～4.12)	(≧4.14)	(＜4.14)
高密度脂蛋白	≧60	60～41	≦40	＞40
	(1.55)	(1.55～1.06)	(≦1.04)	(＞1.04)

■■■ 血脂異常對人體有哪些危害？

　　血脂異常會引起全身各處動脈發生粥狀硬化，而動脈硬化病變的主要成分為膽固醇和三酸甘油脂，它們來自血液循環。

　　當血脂過高且未加控制時，膽固醇之類物質就沉積於大、中動脈管壁內，逐漸形成動脈粥狀硬化，進而造成某些器官、甚至整個循環系統功能紊亂。例如冠狀動脈粥狀硬化會促成冠心病；腦動脈粥狀硬化則導致腦供血不足，也是引起腦梗塞和腦出血的一大原因；主動脈粥狀硬化常

導致收縮期血壓升高，另外還可能形成主動脈瘤或主動脈剝離，一旦破裂會造成猝死；腎動脈粥狀硬化常出現蛋白尿、腎體積縮小，可能引起頑固性高血壓和尿毒症；下肢動脈粥狀硬化造成供血障礙，因而使下肢出現發涼、麻木、間歇性跛行等症狀，甚至導致肢體壞死。此外，血脂異常也會損害肝臟，出現脂肪肝等。

血脂異常初期多數沒有臨床症狀，這也是很多人不重視早期診斷和治療的重要原因。後期則因受侵害的血管部位不同而出現不同的症狀。如腦動脈粥狀硬化時，會出現頭痛、頭暈，甚至腦中風等；冠狀動脈受損時，會導致狹心症（心絞痛）、心肌梗塞等病症；腎動脈受損時，會產生頑固性高血壓和腎衰竭。本病對身體的損害是隱匿、逐漸、進行性和全身性的。它的直接損害是加速全身動脈粥狀硬化，因為全身的重要器官都要依靠動脈供血及供氧，一旦動脈粥狀硬化斑塊堵塞，就會導致嚴重後果。動脈硬化引起的腎衰竭等，都與血脂異常密切相關。大量研究資料表明，血脂異常是腦中風、冠心病、心肌梗塞、心臟猝死等重要的危險因素。

此外，血脂異常也是促進高血壓、糖耐量減低、糖尿病的重要因素之一。血脂異常還將導致脂肪肝、肝硬化、膽結石、胰腺炎、眼底出血、失明、周邊血管疾病、跛行、高尿酸血症等。部分原發性和家族性高血脂症患者，

還可能出現腱狀、結節狀、掌平面及眼眶周圍黃色瘤、青年角膜弓等。此外，血脂異常的患者大多身體肥胖，往往多濕多痰、身體抵抗力弱、易患感冒和風濕性關節炎等病。

■■■ 高血脂症的病因是什麼？

高血脂症的病因主要與以下幾點有關。

（1）遺傳

遺傳可藉由多種機制引起高血脂症。某些可能發生在細胞水準上，主要表現為細胞表面脂蛋白受體缺陷及細胞內某些酶的缺陷（如脂蛋白脂酶的缺陷或缺乏），也可能發生在脂蛋白或載脂蛋白的分子上，大多由於基因缺陷所引起，又稱為原發性高血脂症。

如家族性高膽固醇血症、家族性高三酸甘油脂血症等，都與遺傳因素相關。這些病例有不少見於近親結婚者。通常發病年齡較早，甚至有資料報導患者3歲就死於心肌梗塞。此外，曾有醫院對一位家族性高膽固醇血症的死亡病例進行解剖，發現患者主動脈內膜表面處處是粥狀斑塊，猶如塗上一層厚厚的奶油，而在患者的心臟中也發現多處心肌梗塞的「遺跡」。

先天性基因缺陷會與其他因素相互作用而加強，這些

因素包括飲食、藥物和疾病等。

（2）飲食

　　高血脂症患者有極大的比例與飲食因素密切相關，而且其作用比較複雜。一般來說，食物成分對乳糜微粒、極低密度脂蛋白和低密度脂蛋白的影響較大，對高密度脂蛋白的影響較小。

①**總熱量**→食欲過盛可能導致高血脂症，因為熱量攝入過多時，未消耗掉的就轉化為脂肪儲備起來。此時，由於內源性三酸甘油脂增加，血清極低密度脂蛋白隨之升高。所以長期攝食過多就會引起肥胖，這是常識。肥胖者的極低密度脂蛋白總是偏高，低密度脂蛋白也高。只要控制飲食或增加體力活動，使體重下降後，上述現象往往可恢復正常。

②**脂類**→膽固醇和動物性脂肪攝入過多與高血脂症形成有關。因為食物中脂肪酸的性質對乳糜微粒有明顯影響，對極低密度脂蛋白的脂類組成和物理性質也有一定影響。進食動物性脂肪，則血清低密度脂蛋白增加，極低密度脂蛋白降解較慢；但若攝取植物性脂肪，可使血清低密度脂蛋白的含量減少。一般認為，動物性脂肪含飽和脂肪酸較多，且含有一定量的膽固醇；植物性脂肪則含不飽和脂肪酸較多，並含有能阻止膽固醇吸收的 β-穀固醇。正是不飽和脂肪酸降低

了血清低密度脂蛋白。

③**醣類→**醣類攝入過多，將影響胰島素分泌，加速肝臟
合成極低密度脂蛋白，使極低密度脂蛋白不僅數量
多，而且體積大，所含的三酸甘油脂也增多，易引起
高三酸甘油脂血症。不同的醣類對脂蛋白的影響也各
異：雙醣（蔗糖、乳糖等）及單醣（葡萄糖和果糖）
增高內源性三酸甘油脂的作用比多醣強；果糖的作用
又強於葡萄糖；蔗糖因能水解生成果糖，所以也有明
顯促進內源性三酸甘油脂合成的作用。此外，醣類對
載脂蛋白的合成也有影響。至於有些人吃了醣類食物
後，特別容易形成高血脂症，這可能與遺傳因素有
關。多醣類中的果膠和纖維素，有降低血脂的作用；
纖維素能促進腸道細菌生長，使總膽固醇降解為類固
醇而隨糞便排出，還可以吸收膽酸，抑制膽酸重吸
收，從而促進總膽固醇轉化為膽酸，達到降低血清總
膽固醇的效果。

　　除了上述食物，如長期攝入過量的蛋白質，或是纖維
素攝入較少等，也與本病發生有關。

（3）菸、酒

　　大量飲酒會增高極低密度脂蛋白，還可能導致乙醇
中毒。乙醇在體內除了氧化供能外，還可啟動脂肪組織
中的脂肪酶，促進脂肪組織釋放脂肪酸。乙醇在肝臟氧化時

消耗輔酶I，從而影響脂肪酸氧化，而在肝臟合成三酸甘油脂。此外，乙醇還會抑制清除血清極低密度脂蛋白的作用。不過如果少量飲酒，血清高密度脂蛋白可增高，所以飲酒應適可而止。

抽菸則是冠心病的主要致病因素之一。據世界衛生組織公布的資料，全世界每年有12萬心臟病患者死亡與抽菸有關。由於尼古丁會直接刺激血管運動中樞，同時刺激腎上腺釋放大量的腎上腺素和正腎上腺素，從而使血管收縮、血壓升高、心跳加快、心肌耗氧量增多。尼古丁還使血液裡的游離脂肪酸含量變多，增加血液黏稠度，並對血小板產生刺激作用，加速血液凝固，阻礙血流通暢，為膽固醇在血管壁上沉積創造有利條件，因而促進動脈粥狀硬化形成。許多流行病學的研究資料表明，抽菸者的血脂含量顯著高於不抽菸者。每天抽菸超過20支的老菸槍，其血液中的總膽固醇和三酸甘油脂數值均升高，高密度脂蛋白的數值則降低。如果同時酗酒，作用會更明顯。

（4）疾病

由於某些全身性疾病或藥物，引起體內血清膽固醇和（或）三酸甘油脂值升高，伴或不伴血清高密度脂蛋白膽固醇（HDL-C）濃度降低，稱為續發性高血脂症。續發性高血脂症在臨床上相當多見，如不詳細檢查，則原發疾病常被忽略，以致治標而未治本，不能根本解決問題，於

治療不利。已知有許多疾病均可能引起血清脂蛋白代謝紊亂，其中常見的疾病如下：

⊙肥胖症

肥胖症患者（尤其是40歲以上的患者）的三酸甘油脂值與極低密度脂蛋白明顯升高。由肥胖症與高血脂症臨床醫學研究資料來看，肥胖症最常引起續發性高三酸甘油脂血症，部分患者的血膽固醇含量也可能增高。

⊙糖尿病

糖尿病與高血脂症在人體內糖代謝與脂肪代謝之間有密切的聯繫，臨床研究發現，約40％的糖尿病患者可引起續發性高血脂症。糖尿病患者的血清三酸甘油脂和極低密度脂蛋白顯著升高，低密度脂蛋白和乳糜微粒有時也升高，高密度脂蛋白則降低。此外，載脂蛋白AI比值降低，載脂蛋白B的水準升高。糖尿病（尤其是非胰島素依賴型糖尿病）的患者常伴有高血脂症，這類患者的血清脂蛋白改變主要決定於血糖控制情況。

在一般情況下，胰島素依賴型糖尿病患者，血液中最常出現乳糜微粒和極低密度脂蛋白的代謝紊亂，這與病情的嚴重程度有關。嚴重胰島素缺乏，尤其是伴酮症酸中毒患者，上述兩種脂蛋白均顯著增高，表現為高三酸甘油脂血症。不伴酮症的輕度患者，血中可無乳糜微粒，極低密度脂蛋白則正常或僅輕度升高。上述代謝異常，經胰島素

治療後可見好轉。

　　非胰島素依賴型糖尿病發生脂蛋白代謝異常十分多見，可能與本型患者最常合併肥胖有關。臨床觀察資料顯示，這類糖尿病患者其中不少人的症狀並不明顯，僅僅由於出現冠心病、腦中風或其他周邊血管疾病及高血脂症而前來就診，在進一步血糖檢查時才被發現。因此有學者認為，非胰島素依賴型糖尿病、肥胖症、高血脂症和冠心病是中老年人最常見的一種症候群。在控制體重和限制醣類(如碳水化合物等)攝取量後，這類患者的脂蛋白異常可得到一定程度改善。

⊙甲狀腺功能低下

　　甲狀腺功能低下的患者，其血清三酸甘油脂值升高。研究發現，甲狀腺素引起血清三酸甘油脂值降低的機制包括以下幾點：

①甲狀腺素能抑制三酸甘油脂合成。

②增強脂解作用，並提高組織對其他脂解激素的敏感性，促進脂肪組織釋放脂肪酸。

③增高三酸甘油脂的清除率。經由動物實驗發現，甲狀腺功能低下的白鼠，其三酸甘油脂的生物半衰期比正常白鼠明顯延長。

　　一般說來，甲狀腺功能低下時的血清脂蛋白代謝紊亂具有可逆性。患者在服用甲狀腺激素進行替代治療後，促

進膽固醇轉變成膽酸。肝細胞內膽固醇含量下降，回饋性地使細胞膜上的低密度脂蛋白受體上調，加速低密度脂蛋白降解，體內依賴受體途徑進行代謝的低密度脂蛋白分解率可增加4倍，最終使低密度脂蛋白膽固醇、總膽固醇和載脂蛋白B的數值恢復正常。若應用甲狀腺激素治療，可使血清脂蛋白脂酶和肝三酸甘油脂脂酶的活性增高，讓升高的血清三酸甘油脂降到正常值，並使高密度脂蛋白膽固醇回升至正常。

⊙腎病症候群

自從明瞭腎病症候群可能伴有脂質異常後，人們普遍認為脂質代謝紊亂是此症候群的一項重要特點。

⊙慢性腎衰竭

慢性腎衰竭患者合併有高三酸甘油脂血症的情形十分常見，主要是由於血清極低密度脂蛋白和中密度脂蛋白增加。儘管血清總膽固醇水準正常，但血清高密度脂蛋白膽固醇水準卻偏低。

這種血清脂蛋白代謝紊亂不僅發生在慢性腎功能衰竭的末期，而且在腎小球的濾過率（GFR）降至正常功能的一半時就已出現。當腎小球的濾過率降至約50 ml／分時，血清三酸甘油脂便開始升高，且隨著腎衰竭進一步惡化，高三酸甘油脂血症也伴隨加重。

尿毒症引起的高血脂症，其脂蛋白變化特點是極低密

度脂蛋白和低密度脂蛋白中的三酸甘油脂含量增加，而高密度脂蛋白所含的膽固醇減少，但低密度脂蛋白中的膽固醇仍正常。此外，可能由於肝臟合成三酸甘油脂增加，形成高血脂症。

⊙急性腎功能衰竭

臨床研究顯示，急性腎功能衰竭患者通常在4天內出現血清脂蛋白譜異常，且不受殘餘腎功能、尿量及病程長短的影響。其基本的血清脂質代謝紊亂特點與慢性腎功能衰竭時相似，患者的極低密度脂蛋白升高，血清三酸甘油脂值也升高，總膽固醇值並不升高甚至降低，而高密度脂蛋白膽固醇則降低。

⊙腎臟疾病

近年來的研究顯示，腎臟移植術後、持續性血液透析和腹膜透析的患者，其血清脂蛋白代謝可能出現嚴重的紊亂，形成高血脂症。糖尿病性腎臟病及高血壓性腎臟病伴有高血脂症，也是普遍現象。

⊙肝臟疾病

肝病與高血脂症密切相關。由現代醫學研究資料證實，包括脂質和脂蛋白等許多物質是在肝臟進行加工、生產和分解、排泄，一旦肝臟生病，則脂質和脂蛋白代謝也必將發生紊亂。肝臟疾病伴發的異常脂蛋白血症，會因肝臟病的種類不同而有異。

①**脂肪肝**→中老年人最常見的肝臟疾病。在臨床觀察中可以發現，不論何種原因引起的脂肪肝，由於肝臟極低密度脂蛋白代謝障礙，引起血脂和極低密度脂蛋白的含量增高，因此常發生續發性高三酸甘油脂血症。及至後期，肝細胞損害進一步發展，血漿三酸甘油脂和極低密度脂蛋白含量反而降低，甚至出現低脂蛋白血症。

②**肝硬化**→門脈性肝硬化患者的血清總膽固醇及三酸甘油脂都降低。原發性膽汁性肝硬化患者常呈現高膽固醇血症，其血清總膽固醇增高，三酸甘油脂含量正常。

③**病毒性肝炎**→本症患者往往血清總膽固醇及三酸甘油脂值正常。

⊙**急性胰腺炎**

在發作期有高乳糜微粒和高VLDL（極低密度脂蛋白）血症。

除了上述疾病外，胰腺炎、肝醣儲積症、痛風、愛迪生氏病（腎上腺受損）、庫欣氏症候群（腎上腺皮質素過多）、異常球蛋白血症、神經厭食症、多囊卵巢症候群、特納氏症候群（先天性染色體異常）等，也可能併發各種類型的高血脂症。

（5）藥物

現代醫學研究結果明確顯示，由於生理和病理（包括濫用藥物所致等）的變化，引起激素（如胰島素、甲狀腺素、腎上腺皮質激素等）的改變及代謝（尤其是糖代謝）異常，均可能引起高血脂症。

會導致藥源性高血脂症的藥物如下。

⊙抗高血壓藥物

研究顯示，大部分抗高血壓藥均會影響血清脂蛋白的代謝功能。然而由於研究方法學上的問題，有關的研究結果並不一致。

①利尿劑→雖然一般而言對血清高密度脂蛋白膽固醇的影響較輕微，但主要是對糖尿病患者，可使其血清高密度脂蛋白膽固醇降低。在各種利尿劑中，以Thiazide類藥物升高血清膽固醇的作用最明顯，Indapamide則不升高血清三酸甘油脂值。

②β－交感神經阻斷劑（β受體阻斷劑）→一般來說，對血清總膽固醇和低密度脂蛋白膽固醇無明顯影響，但具有內在擬交感神經活性的 β －交感神經阻斷劑則可使血清總膽固醇和低密度脂蛋白膽固醇降低。

③α－交感神經阻斷劑（α受體阻斷劑）→可降低血清總膽固醇和低密度脂蛋白膽固醇值，同時還可降低血清三酸甘油脂值和升高高密度脂蛋白膽固醇的濃度。

④**中樞性交感神經抑制劑**→可降低血清膽固醇，但也同時使高密度脂蛋白膽固醇輕微下降。

⑤**血管收縮素轉化酶抑制劑**→可使糖尿病患者的血清膽固醇降低，也可使血清三酸甘油脂下降，尤其是對於基礎血清三酸甘油脂值較高者更明顯。不過，血管收縮素轉化酶抑制劑的降三酸甘油脂作用對老年人而言較弱。各類血管收縮素轉化酶抑制劑對血脂的作用基本上相同。

⑥**鈣離子拮抗劑**→一般認為，鈣離子拮抗劑對血清脂蛋白的代謝無多大影響。

⊙**其他藥物**

除抗高血壓藥物外，尚有其他治療心血管疾病藥物對血脂代謝會產生不良影響。如用Amiodarone 可能使血清總膽固醇上升。糖皮素與皮促素短期應用對血脂水準無影響，但是大量且長期應用時，可增強皮下脂肪中的脂酶活性，從而造成皮下脂肪分解增加，使血清膽固醇和三酸甘油脂值升高。

口服神經系統用藥Phenytoin Sodium 3～6個月後，血清總膽固醇值會增加，可能是由於降低了血液中的甲狀腺素，刺激肝微粒體酶活性增高，促進肝臟合成膽固醇增加所致。此外，使用精神疾病用藥Chlorpromazine 9週後，發現血清三酸甘油脂和膽固醇明顯升高，這可能是由於

藥物的安定作用，使患者活動減少，熱量消耗下降，加上食欲改善，熱量供應增加，從而使肝臟合成三酸甘油脂增加。部分藥物還可藉由影響某些脂蛋白代謝酶的活性，使血脂代謝出現障礙，從而引起血脂升高。

（6）年齡和性別

健康人的血脂含量隨年齡增長和性別不同而有所差異，其變化規律因人而異。據調查，城鎮居民的血清膽固醇、三酸甘油脂均有隨年齡增長而升高的趨勢；而鄉村農民的情況則不同，女性隨年齡增長變化不明顯，男性20歲以後已趨穩定，40歲以後反而下降。造成這種差異的原因，可能與城鄉居民在膳食成分及體力活動上的不同有關。

若依性別來看，50歲以上女性的血清膽固醇、三酸甘油脂含量明顯高於男性，這可能與女性在停經後內分泌出現改變有關。極低密度脂蛋白的含量隨年齡增長而升高，男性40～50歲最高，高峰在45～49歲；女性在45～65歲最高，高峰在50～60歲。但不論性別為何，在高峰年齡之後，血清極低密度脂蛋白的含量會逐漸降低。在此之前，男性的含量高於女性。低密度脂蛋白和極低密度脂蛋白一樣，其含量也隨年齡增長而升高：在20～50歲階段，男性的平均值高於女性；50～60歲時男女相等；60歲以上則女性略高於男性；到了65～75歲，男性和女性的血清低密度

脂蛋白含量逐漸降低。至於高密度脂蛋白的變化最小。

（7）職業與運動

不同職業的人，其血清脂質和脂蛋白含量也不同。由許多的統計資料來看，腦力勞動者的血清膽固醇和三酸甘油脂含量顯著高於體力勞動者，而高密度脂蛋白膽固醇的含量則前者較後者低；另外，城鎮居民的血清膽固醇和三酸甘油脂的含量也高於鄉村農民。造成這種差異的原因並不是職業本身，主要是由於不同職業的人在體力活動的強度及飲食習慣有別。

運動和體力活動對血清脂質及脂蛋白含量具有積極的影響。實驗結果顯示，運動和體力活動可使血清總膽固醇、三酸甘油脂、低密度脂蛋白、極低密度脂蛋白等的含量顯著降低，並使高密度脂蛋白的含量增高，甚至可以使高血脂症患者的血脂含量恢復到正常水準。

（8）體重

流行病學及臨床資料顯示，肥胖或超重的人，其冠心病發病率明顯增高，血清膽固醇、三酸甘油脂的含量也隨體重增加而升高，因此適當控制體重對預防血脂增高和冠心病發作有一定的益處。

（9）季節與天氣

根據研究，人和動物的血脂值在不同季節會出現非常顯著的差異。曾有醫院對52名不服任何藥物的健康職工進

行各季的血脂測定，檢測結果顯示，血清膽固醇值以秋季最高、夏季最低，血清三酸甘油脂值則以春季最高、秋季最低，而且高低之間的差別非常顯著。由於季節變化對各種血脂含量均有顯著影響，所以天氣突然變冷或變暖，冠心病的發作機會就增多，這是人體內部代謝及周圍環境因素變化的綜合反應。所以血脂高並有冠心病病史的人務必重視此因素的影響而提前防範，以期降低發病率。

（10）其他因素

文化程度高低、平時是否注意保健、飲食結構是否均衡、生活方式良好與否，均能影響血脂水準。此外，A型性格、精神情緒自制程度、應激狀態的影響等精神因素也不能低估，例如學生的血清總膽固醇水準在考試期間可能會升高。

■■■ 導致高血脂症早發的原因是什麼？

目前「高血脂症」這一「富貴病」逐漸為民眾所認識，其發病率也逐年升高，並且發病年齡日趨年輕，甚至兒童也有血脂升高的病例，所以研究高血脂症早發的原因極為重要。為什麼高血脂症會早發呢？

（1）保健食品大行其道

許多保健食品的營養過偏，其中部分還含有激素。吃

了這類食品，一方面無法解決營養不良問題，另一方面加重營養失調，並誘發血脂升高。

（2）西式飲食習慣日益普遍

目前許多西式速食店林立，如肯德基、麥當勞等的分店遍布全國。許多家庭的父母對兒女言聽計從，為表明對孩子的疼愛，經常應他們要求光顧速食店。西式速食的主要烹飪法是以炸、煎、烤為主，所以脂肪占相當大的比例。曾有人檢測一份西式速食，其中脂肪提供的能量占總熱量的40%～59%。更何況，西式速食中的蔬菜含量少（僅幾片生菜葉），纖維素含量極低，維生素A、C、B_1、B_2和鈣、鐵的含量也不足；冰淇淋和碳酸飲料的含糖量又高；麵粉經過細加工後營養成分也損失許多。因此，不少營養學家根據西式速食高熱量、高糖、高膽固醇、低營養的特點，乾脆將它稱為「垃圾食品」。西式速食作為高脂肪、高熱量的飲食，極易造成高血脂症，所以從及早防治的角度考慮，西式速食還是少吃或不碰為佳。

（3）偏差的飲食習慣

有的人飲食無所節制，晚餐吃得過飽或太晚用餐，嗜吃巧克力、炸薯條、糖果、點心等，都是導致血脂升高早發的原因。

（4）不良的生活方式

吃飽飯就窩在沙發上看電視、玩電腦；平日不參加體

育活動，缺乏鍛鍊；習慣上樓就搭電梯，出門就坐車⋯⋯
像這樣的現代人生活方式，使人體內的熱量難以消耗，脂
肪無法分解，攝入的糖也轉化為脂肪儲存起來，於是肥胖
者一天天增多，高血脂症患者也日漸增加，以至於人們將
「高血脂症」列為「富貴病」。

（5）哪些人屬於血脂異常的高危險族群？

①日常飲食中攝取脂肪、膽固醇或熱量過多者。

②缺乏體力活動或體育運動者。

③年齡超過50歲以上者。

④體型肥胖者。

⑤生活不規律、情緒易激動、精神常處於緊張狀態者。

⑥抽菸、飲酒過量者。

⑦甲狀腺功能低下者。

⑧患肝、腎疾病或糖尿病、高血壓等病症者。

⑨家族中有早發血脂異常或冠心病者。

■■■ 中醫如何認識高血脂症？

傳統中醫學並沒有高血脂症這一病名，現代中醫根據
其臨床表現和病理生理學，一般將其歸屬於傳統中醫學的
「痰濁」、「血瘀」範疇。這並不是表示我們的祖先對此
病症一無所知，事實上，古代醫籍中關於「脂」的論述所

在多有。

《靈樞・五癃津液別》：「五穀之津液，和合而為膏者，內滲入於骨空，補益腦髓，而下流於陰股。」明・張景嶽解釋：「膏，脂膏也。津液和合為膏，以填補於骨空之中，則為腦為髓，為精為血。故上至顛頂，得以充實；下流陰股，得以交通也。」清・張志聰註解：「中焦之氣，蒸其津液，化其精微……溢於外則皮肉膏肥，餘於內則膏肓豐滿。」《辭源》對「膏」的解釋：「脂也，凝者曰脂，釋者曰膏。」綜合以上所說的「膏」，源於水穀，屬於津液之一，並能化入血中，是人體的一種營養物質。

《靈樞・衛氣失常》另一段記載：「人有肥、有膏、有肉。……䐐（膝蓋彎處）肉堅，皮滿者，肥。䐐肉不堅，皮緩者，膏。皮肉不相離者，肉。……膏者其肉淖（陷沒、濕潤）……脂者其肉堅……膏者，多氣而皮縱緩，故能縱腹垂腴。肉者，身體容大。脂者，其身收小。……膏者多氣，多氣者熱，熱者耐寒。肉者多血則充形，充形則平。脂者，其血清，氣滑少，故不能大。此別於眾人者也。……眾人皮肉脂膏不能相加也，血與氣不能相多，故其形不小不大，各自稱其身，命曰眾人。」

由此可看出，當時將形體異於常人的分為「肥、膏、肉」三類，「肥」類的人較豐滿但不臃腫，屬於多「脂」；「膏」類的人則肥胖且臃腫；「肉」類的人是比

較健壯，故身體容大而膏、脂、肉發育平衡。因此，古時所稱的「脂」，是指一種充盈身體的正常營養物質，過多的「脂」則形成「膏」，外形呈「縱腹垂腴」的肥胖體形。這是古人從形體上區分「脂」與「膏脂」的描述，亦即脂類為人體正常的營養物質，但過多則可能影響健康的形態而臃腫肥胖如「膏」。此處所說的「膏」，是從其形而言，即柔潤軟陷的形態，屬「脂」的過多所致。

綜合上述理論，可以認為：「脂」來源於水穀，是人體營養物質之一，可存在於血中，與血互為化生。「脂」並非越多越好，膏、脂、肉需保持在一定平衡狀態，才能使人的體形豐滿健美；若「脂」過多，則會導致如「膏」一樣臃腫肥胖的不健康體形。這可看作是淵源於《內經》的中醫「膏脂學說」，是認識本病的理論依據。

因此，中醫雖無血脂的明確概念，但對人體的「脂」「膏」則早已有所認識，常把膏脂並稱，且認為過多的膏脂濁化而成為濕濁、痰濁，使氣血運行障礙，臟腑功能失調，而成為高血脂症。

5分鐘
飲食降血脂法

高血脂症患者的飲食結構如何安排？

他們適合吃哪些食物？

哪些常見的食物有利於降血脂？

想了解這些問題嗎？只要5分鐘，詳情盡在本章……

■■■ 洋蔥

　　近年來發現，洋蔥可以預防血脂異常及冠心病，而且它還含有能刺激血漿纖維蛋白活性的成分。洋蔥也是目前所知唯一含有前列腺素的植物。洋蔥的成分特點，對人體具有擴張血管、降低周邊血管和心臟冠狀動脈的阻力、對抗體內兒茶酚胺等升壓物質以促進鈉鹽排泄等作用。曾有實驗顯示，一般冠心病患者每天食用50～75公克洋蔥，其作用可媲美目前臨床常用的降血脂藥物Clofibrate。洋蔥的降血脂效能與其所含的二烯丙基二硫化物及少量硫胺基酸有關，這些物質屬於配醣體，除了降血脂的功能外，還可預防動脈硬化，對動脈血管有保護作用。

■■■ 黃豆芽

　　黃豆本身就是血脂異常和動脈硬化者的有益食物。黃豆生成豆芽後，醣類中的產氣因子被破壞，食用後不會產生腹脹等不適感，這對冠心病患者更有利；而且黃豆發芽後，有礙消化吸收的植物凝血素消失，不利於維生素A吸收的抑制氧化酵素袪除，妨礙人體吸收微量元素的植酸也降解，這些都更有助於患者有效利用黃豆豐富的營養以改善症狀。

■■■ 生薑

　　動物實驗證明，生薑具有降低膽固醇的作用。研究認為，可能是生薑中的油樹脂與膽酸合併阻止膽固醇吸收並增加排泄所致。此外，生薑含有一種類似水楊酸的有機化合物，該物質的稀溶液是血液的稀釋劑和防凝劑。部分學者也認為，生薑蘊含的辛辣和芳香氣體揮發油，油中主要成分為薑醇、薑烯、薑油酮、薑酚、龍腦、枸櫞酸等，具有促進血液循環等作用，因此對降血脂、降血壓、防止血栓形成有極大效益。

■■■ 胡蘿蔔

　　眾所周知，胡蘿蔔富含維生素A原，每百公克含胡蘿蔔素362毫克（換算成維生素A相當於2015國際單位），是一種防癌蔬菜。它還含有5種人體必需胺基酸、十多種酶以及鈣、磷、鐵、錳、鈷等礦物質和膳食纖維，這些成分對防治冠心病大有裨益。此外，胡蘿蔔還含有槲皮素、山奈酚等成分，臨床醫學已證明能增加冠狀動脈血流量、降低血脂、促進腎上腺素合成等，因此胡蘿蔔擁有降血壓、強心等功能。

■■■ 蘆筍

蘆筍在西方有「長壽草」的美名。每百公克鮮蘆筍含胡蘿蔔素200毫克、維生素C21毫克，以及維生素B群。根據研究，蘆筍對血脂異常、高血壓、動脈硬化及癌症等具有良好的預防效果。

■■■ 大蒜

大蒜被譽為「綠色的大夫」，中國自古如華佗、李時珍等名醫就已知用大蒜來治療多種疾病，在古代的埃及、希臘、印度等國也有關於大蒜治病的種種傳說。近年來人們發現，大蒜具有特殊的調節血脂和抗血小板聚集的作用。研究人員曾對30名冠心病患者施行大蒜治療，8個月後發現他們的血清膽固醇和三酸甘油脂值明顯降低，而對健康有益的高密度脂蛋白則增加，因而冠心病的發作風險大為減少。大蒜的降脂功能與它所含的蒜素有關，實驗發現，將幾滴蒜素滴入牛奶中，牛奶裡的膽固醇會明顯降低，所以大蒜含的揮發性辣素可消除積存在血管中的脂肪，有明顯的調節血脂作用，是防治血脂異常和動脈粥狀硬化的「良藥」。美國的實驗報告也指出，高膽固醇血症患者每天食用3公克大蒜，可促進血液膽固醇含量明顯下

降；英國醫學專家則發現，大蒜有溶解體內瘀血的作用，因此可用於冠狀動脈血栓症等。新鮮大蒜或大蒜提取物可降低15％血清膽固醇含量，大蒜粉劑製品也可降低8％的膽固醇。

■■■ 茄子

茄子含維生素B群、維生素C、胡蘿蔔素等，紫色茄子還含維生素P，因此能增強細胞黏著力，並降低血膽固醇，提高微血管彈性，有降脂、通脈的作用。常食用茄子不僅可防止血液中膽固醇增高，還有預防黃疸、肝腫大、痛風、動脈硬化等病症的作用。茄子的纖維中含有皂草苷，能發揮降低血清膽固醇的功效；若與維生素P一起作用，對於提高微血管彈性、防止小血管出血，更有明顯的效果，有利於防治心血管疾病，對血脂異常、動脈硬化、高血壓和冠心病有一定的療效。

■■■ 黃瓜

黃瓜中含有細纖維，具有促進腸道腐敗物質排泄和降低膽固醇的作用。它也含有丙醇二酸，可以抑制醣類物質轉化為脂肪。

■■■ 番茄

　　多項研究顯示，番茄具有不錯的降血脂作用，因此被稱為降血脂的輔助劑。餵飼膽固醇的實驗用白鼠，如果同時餵飼番茄果膠，可以明顯降低其血清及肝中的膽固醇含量。其作用機制可能是由於番茄中含有豐富的膳食纖維（若連番茄外皮一起食用，則攝入得更多）。番茄的膳食纖維與體內生物鹽結合後，由消化道排出體外，而體內的生物鹽需由膽固醇來補充，如此一來，隨著體內生物鹽排出，血液中的膽固醇含量也就隨之減少。而且膳食纖維可促進胃腸蠕動，更促進膽固醇由消化道排出，在降低血膽固醇和通便的作用上十分有效。

　　研究也發現，番茄的含鉀量相當高，而含鈉量卻很低，在100公克番茄中，含鉀量可達163毫克，而鈉含量僅5毫克。每天食用250公克番茄，就可吸收400多毫克的鉀元素。鉀不僅有助防治高血壓，而且對高血脂症、肥胖症、動脈粥狀硬化、冠心病、狹心症及腎臟病等均有良好的防治作用。

　　番茄中含有大量的維生素C，由於自身還含有豐富的有機酸和抗壞血酸酶，因而在貯存和烹調過程中可保護維生素C不易受破壞，提高人體的利用率。維生素C可軟化血管，防止動脈硬化，並可與亞硝胺結合，因而具有防

癌、抗癌的功能。維生素C與維生素P（蘆丁）活性成分在番茄中相伴存在，協同發揮作用，所以對高血脂症、動脈粥狀硬化、高血壓、冠心病等均有一定的防治效果。

番茄還含有多種營養素，如菸鹼酸既可保護人體皮膚健康，又能促進胃液正常分泌和生成紅血球；穀胱甘肽物質則可延緩細胞衰老，有助於消化和利尿。至於有機酸可促進食物消化，黃酮類物質則有顯著的降壓、止血、利尿等作用。

番茄果實肉厚汁多，生吃熟食兩相宜，且適用於炒、拌、醃等多種烹調方法，既可當主料，也可作配料，更可加工成番茄醬、番茄乾、番茄粉和番茄罐頭等，甚至用以釀製酒和醋。

■■■ 玉米

玉米含有豐富的鈣、鎂、硒等礦物質，以及卵磷脂、亞油酸、維生素E等成分，均具有降低膽固醇的作用。

■■■ 蕹菜

經由動物實驗證明，蕹菜能降低膽固醇、三酸甘油脂，具有降脂減肥的功效。

■■■ 馬齒莧

根據研究，馬齒莧含有大量的正腎上腺素和大量鉀鹽，以及二羥基苯乙胺（多巴胺）、蘋果酸、穀胺酸、天門冬胺酸、葡萄糖、胡蘿蔔素、多種維生素和微量元素等十幾種活性成分。在改善動脈脂質代謝紊亂、防止纖維變性、保護心血管及防治高血脂症等方面，馬齒莧具有重要的臨床價值。

美國科學家們發現，馬齒莧對降低膽固醇效果顯著，對心血管疾病有特殊的預防和治療作用。據美國科學家小諾曼‧賽勒姆研究指出，馬齒莧中含有豐富的 $\omega-3$ 系列脂肪酸，這種物質能抑制人體內血清總膽固醇和三酸甘油脂生成，並且有助於血管內皮細胞合成的前列腺素增多，因而使血栓素 A_2（一種強烈的血管收縮劑和血小板凝集劑）減少。因為前列腺素對血小板凝集具有很強的抑制作用，便能發揮擴張血管的效果。所以經常食用馬齒莧，可預防高血脂症、抗血小板凝集，防止冠狀動脈痙攣和血栓形成，有效地防治心腦血管疾病。

地中海一帶的居民經常食用馬齒莧，他們的高血脂症、心臟病和癌症的發病率明顯低於其他地區的居民。法國人也喜歡食用馬齒莧，其心臟病發病率也很低。因此，馬齒莧博得「長壽菜」的美稱。

■■■ 荷葉

　　荷葉的有效成分是荷葉鹼、蓮鹼、荷葉苷等。荷葉苷能直接擴張血管、降低血壓、降低血脂，有減肥的功效。每日取乾荷葉一撮煎水飲用，有不錯的降脂效果。

■■■ 苜蓿

　　中國歷代醫家都極重視苜蓿的藥用保健價值，中醫學認為，苜蓿性平、味苦，入脾、胃經，有清熱利濕、補血止喘、舒筋活絡等功效。

　　苜蓿不僅營養豐富，而且有不錯的防治高血脂症、高血壓及冠心病的作用。經由動物實驗發現，針對動物高脂肪、高膽固醇飼料所引起的高血脂症和動脈粥狀硬化，苜蓿能發揮一定的預防功能。在臨床上，部分高膽固醇血症患者服用加工過的苜蓿子後，膽固醇會顯著降低。它的降脂機制可能與含有較多的膳食纖維有關，尤其是皂草苷這種物質。研究顯示，皂草苷可與膽固醇的代謝產物「膽酸」相結合，有利於膽固醇排泄。苜蓿除了有降脂、抗動脈粥狀硬化的功效，還能增強免疫功能、抗氧化、抗癌和補充雌激素，在防治酸性結石（尤其是尿酸性膀胱結石）方面也有作用。

■■■ 韭菜

　　韭菜含有揮發性精油、硫化合物的混合物及豐富的膳食纖維，有降低血脂、防止動脈硬化的作用，對血脂異常、冠心病患者大有裨益。韭菜還含有胡蘿蔔素、維生素B、C、鈣、磷、鐵等多種營養成分，有益身體健康。

■■■ 薺菜

　　中國傳統醫學十分看重薺菜的藥用功效。薺菜性平、味甘，入肺、心、胃、肝、腎經，有和脾利水、止血明目、宣肺豁痰、溫中利氣等功效。在中國南方，民間也流傳著「三月三，薺菜煮雞蛋」的習俗。

　　薺菜含有各種營養成分，而且不少成分比胡蘿蔔、大白菜、四季豆的含量還要高。薺菜含有維生素B_1、B_2、C、E、菸鹼酸，以及鈣、磷、鐵、鈉、鉀等多種營養素。其中鈣含量很高，每100公克鮮薺菜含鈣量可高達294毫克，再加上膳食纖維含量豐富，在防治高血壓、高血脂症、動脈粥狀硬化上都有明顯的食療效果。

　　薺菜的食療方法很多，無論炒、煮、燉、作餡，均鮮嫩可口、清香異常。如果經常食用，對於高血壓、高血脂症等「富貴病」的防治大有助益。

■■■ 燕麥

又稱「蓧麥」。燕麥粉和麥片不僅是營養價值極高的食品，在防治血脂異常和糖尿病方面也具有特殊的功效。血脂異常是動脈硬化的主要危險因素之一，也是引起冠心病的重要原因，由於燕麥所含的脂肪成分以不飽和脂肪酸為主，而且在其中亞麻油酸又占了將近一半，所以經常食用燕麥，可以明顯調節血脂。

在美國曾進行許多燕麥的降脂實驗，獲得肯定的結論。例如芝加哥西北大學醫學院曾報導，每天攝食100公克燕麥麩或燕麥片，數星期之後，血液中的膽固醇可降低5％。此外，以60名高膽固醇和高三酸甘油脂的患者進行實驗，患者們每天早餐都食用燕麥片，一個月後的結果顯示，70％的患者在血清總膽固醇和三酸甘油脂值都明顯下降，多數患者血液中的膽固醇可下降5％～10％。通過食物分析得知，進食一碗煮燕麥片可攝取3公克的可溶性纖維，由此更進一步證實高纖維食品降低膽固醇的有效性。所以，罹患高血脂症、動脈粥狀硬化、冠心病、高血壓病等「富貴病」的患者，日常就應固定攝食麥麩、麥片及其他燕麥製品，以收緩解病情、標本兼治的效果，達到康復痊癒的目的。

■■■ 麥麩

　　小麥加工時脫下的麩皮。現代營養學研究發現，麥麩的營養很高，它的膳食纖維在所有糧食中含量最多，並擁有豐富的胡蘿蔔素、菸鹼酸、維生素E。麥麩含有鉀、鈣、鎂、鐵、錳、鋅、銅、磷、硒、鉻等多種礦物質，其中鉀的含量高，每100公克麩皮約含鉀86.2毫克，而鈉的含量卻很低，是優質的高鉀食物；其次鉻含量也高，是補充鉻元素的極佳食品。由於科學研究得知，人體如果缺少鉀和鉻，容易誘發動脈粥狀硬化、高血壓和高血脂症，所以在日常飲食中加入麩皮類食品，可有效地遏止上述病症的發作和發展。

　　人體內膽固醇的主要分解代謝過程，是藉由糞便來排泄。因此多吃富含纖維的食品，可促進膽固醇的腸道排泄作用，從而使血清膽固醇下降，減少動脈粥狀硬化的形成機會。即使是喜好高脂飲食的人，如果在飲食中增加不同的纖維食品，也能達到降低動脈粥狀硬化生成的風險。麥麩的膳食纖維含量高，能刺激胃腸蠕動，增加排便量，因而促進脂肪及氮的排泄作用。高血脂症、糖尿病、動脈粥狀硬化、冠心病、結腸癌、痔瘡或老年習慣性便祕等纖維缺乏性疾病的患者，如果持續攝取麩皮類食品，對本身疾病有明顯的防治作用。

■■■ 蕎麥

蕎麥富含維生素P，對防治血脂異常、脂肪肝、心血管疾病都有獨特的療效。

■■■ 芹菜

芹菜富含蛋白質、碳水化合物、維生素A原、維生素C、菸鹼酸及鈣、磷、鐵等營養素，還含有芹菜素、芫荽苷、揮發油、甘露醇、環己六醇等成分，因此具有降血壓、降血脂、擴張末梢血管等作用。

■■■ 核桃

核桃富含亞麻油酸，有助於讓體內多餘的膽固醇不沉積而排出體外。核桃還含有維生素E，能提高血液裡的高密度脂蛋白，降低低密度脂蛋白，改善血脂異常。

■■■ 葵花子

葵花子也含有豐富的亞麻油酸，占其油脂含量的70%，與核桃有相同的調節血脂作用。

■■■ 大豆

俗稱「黃豆」。現代研究發現，大豆的蛋白質含量高達40％～50％，因此有「植物肉」的別名。大豆蛋白質所含的人體必需胺基酸比較齊全，所以營養價值高。尤其如果進一步合理加工，製成豆腐、豆漿等食品後，更易於人體消化、吸收和利用，其蛋白質的消化吸收率甚至可高達90％～100％。

此外，大豆含有較高的脂肪，脂肪含量18％～20％，其中的不飽和脂肪酸含量就占了60％～85％，遠較其他植物油為高，有利於降低血脂。此外，大豆中還含有豐富的卵磷脂、植物類固醇、維生素、膳食纖維，以及鈣、磷、鐵、鉀、錳、碘等礦物質，不僅有益於身體健康，而且有助於防治高血脂症和冠心病，如所含的豆固醇成分，對膽固醇吸收就有抑制作用。

因此，血脂高的人不妨常食用各種大豆類食品來降低膽固醇，當作一種食療的利器。至於目前血脂值還正常的人，也可以多吃大豆類食品，藉以預防高血脂症、動脈粥狀硬化和冠心病。一般來說，如果每天攝取30～50公克的大豆蛋白，持續一段時間，既能顯著降低血清總膽固醇、低密度脂蛋白及三酸甘油脂值，又不致影響高密度脂蛋白膽固醇。

由研究得知，大豆的降脂功能與食用者本身的血脂高低密切相關，若原本的血脂值越高，大豆的降脂作用將越顯著。針對飲食中添加大豆是否有助於降低高膽固醇血症患者的血清膽固醇含量進行的實驗，結果發現，大豆對血清膽固醇含量低於255mg／dl的研究對象的影響並不太顯著，但對於血清膽固醇含量介於255～335mg／dl之間的研究對象來說，可使其血清膽固醇含量下降7.4％，而血清膽固醇含量更高者的降低幅度更可達19.6％。

　　中國人食用大豆已有幾千年的歷史，演變至今的吃法五花八門。目前用以代替動物蛋白的各種「人造肉」，就是用大豆蛋白製造而成，深受人們歡迎。對中老年人來說，食用豆漿、豆奶、豆腐、豆花等防治高血脂症，更為爽口舒心。如果煮大豆來吃，每次25～30公克，每日兩次，可收到同樣的效果。長期持續食用大豆類食品，對防治高血脂症和動脈粥狀硬化的作用更大。

　　值得注意的是，千萬不要將豆渣隨意丟棄，因為豆渣中不僅含有豐富且易為人體吸收的鈣，並且維生素含量也多、熱量又低，對防治高血脂症、動脈粥狀硬化、骨質疏鬆等症更有益處。如果認為豆渣食用時較無味，可和入麵粉或燕麥粉中烙餅，或摻入蔥、薑等調味品炒來吃，別有一番風味。

■■■ 綠豆

現代科學研究已經證實，綠豆富含蛋白質和複合碳水化合物，膳食纖維含量也豐富，並含有胡蘿蔔素、多種維生素和微量元素等。綠豆所含的蛋白質主要是球蛋白，還有多種胺基酸和磷脂等成分。其中的球蛋白和多醣成分，可促進動物體內的膽固醇在肝臟分解成膽酸，以及加速膽汁中的膽鹽排出，降低小腸對膽固醇的吸收。此外，綠豆中的多醣成分還能增強血清脂蛋白酶的活性，使脂蛋白中的三酸甘油脂水解，從而達到降血脂的目的。

經由進一步研究發現，綠豆的降脂作用是因為含有植物類固醇，這種物質與外原性膽固醇在人體吸收時有競爭性，因此得以抑制膽固醇的吸收量，增加膽固醇的排泄。曾有人應用綠豆或綠豆粉治療高血脂症患者，收到很好的效果。此外，綠豆含鉀量很高，不僅有較好的降脂作用，而且有助於降血壓。臨床觀察發現，高血脂症患者每天進食50公克綠豆，血清膽固醇下降率達70％。

食用綠豆可以摻米煮飯、與穀類配合煮粥，或作為主食、煮湯等。其加工製品也多，如綠豆粉是製作糕點的重要原料，或製成綠豆糕、粉絲、涼粉等。食用時千萬注意不要將綠豆外皮去掉，儘量連皮一起吃，因為綠豆皮的營養成分比綠豆更豐富，其藥用價值更高。

■■■ 山楂

　　中國傳統醫學早知山楂具有消食化積、散瘀行滯的作用，用於治療因食用肉類過多而引起的疾病。現代藥理研究發現，山楂主要含有山楂酸、檸檬酸、脂肪分解酸、維生素C、枸櫞酸、黃酮、醣類和蛋白質等多種成分，具有擴張血管、改善微循環、降低血壓、促進膽固醇排泄而調節血脂的作用。山楂所含的的三萜類和黃酮類成分，還具有加強和調節心肌的作用，能增加心室心房運動振幅及冠狀動脈血流量，還能降低血清膽固醇。因此，山楂可說是心腦血管疾病患者的「良藥」，經常食用山楂或山楂加工食品，如山楂糕、山楂丸、山楂片，或以生山楂沖泡開水代茶飲用，對血脂異常或動脈粥狀硬化的患者具有輔助治療的作用。平日可取山楂20公克（鮮品100公克）、決明子20公克，水煎代茶飲用；或取山楂片10公克，浸泡500公克開水，次日早晨空腹一次飲用，1小時後吃飯。

■■■ 牛奶

　　牛奶所含的3-羥基-3-甲基戊二酸，能抑制人體內膽固醇合成酶的活性，因而抑制膽固醇合成，降低血清膽固醇的含量。牛奶富含的鈣也可降低膽固醇吸收功能。

■■■ 茶葉

經由現代研究發現，茶葉富含的茶多酚能改善血管的通透性，有效增強心肌與血管的彈性，降低血壓；茶多酚的氧化產物——茶色素，具有更強大的抗動脈粥狀硬化形成的作用，並可促進纖維蛋白溶解（能防止血栓生成）和降低血小板黏附率。茶葉中所含的芳香物質、揮發油和鞣酸等也可溶解脂肪，消食解膩，幫助消化，促進吸收。茶葉還含有維生素C、E以及硒等生物活性物質，有利於清除對人體有害的自由基，具有降低血脂、防治動脈粥狀硬化、抗衰老等作用。所以長期飲茶能收到保健效果，如普洱茶、烏龍茶等去脂效果顯著，曾有實驗顯示，肥胖的人每天飲用3杯普洱茶，1個月後可降血脂和減重；中老年人經常飲茶，對於防治發病率較高的高血脂症、心腦血管疾病等卓有宏效。

飲茶對健康有益，根據研究資料顯示，其中又以綠茶在降低膽固醇方面最有效，其次為茉莉香片、烏龍茶、鐵觀音和普洱茶。曾有醫學研究發現，在降低膽固醇含量上，喝未經發酵的綠茶比服用某些昂貴的藥品更有效，可快速降低人體內膽固醇的含量，降低達25％。其主要機制是因為綠茶內含有大量可降低膽固醇的兒茶素（茶多酚主要成分）。荷蘭的研究人員曾對552人進行長達25年的觀

察，結果發現每天喝茶4～7杯以上者比喝茶不到此數量者的腦中風發生率少69％，他們認為這與茶中含有豐富的類黃酮有關。另外日本人經由觀察發現，每天喝茶10杯或更多者，比喝茶少於3杯者的平均壽命長5～7年，並認為以熱水沖泡的茶以第一、二道最有營養價值。這些研究事實充分說明茶對高血脂症、心腦血管疾病都是一種極佳的保健飲料。

■■■ 香菇

香菇營養豐富，據研究顯示，香菇的不飽和脂肪酸中，亞麻油酸占80％以上，而且所含的18種胺基酸中有7種為人體必需胺基酸。尤其香菇所含的香菇嘌呤等活性成分，促進膽固醇排泄及代謝分解，防止膽固醇沉澱，所以在降血脂、預防動脈硬化與高血壓方面有明顯的作用。曾有人進行實驗，讓高血脂症患者每天服用香菇嘌呤150～300毫克，連續服用15週後，其血清三酸甘油脂、血脂等均下降，且無任何副作用。此外，香菇含有鉀、鋅、錳、鐵、硒、磷、鈣、鎂等多種礦物質，每100公克乾香菇的含鉀量可高達464毫克。香菇豐富的膳食纖維還能促進胃腸蠕動，有助於減少對膽固醇的吸收，並防止便祕。所以說，香菇是降脂、降壓、降糖和防癌的天然保健食品。

■■■ 蘑菇

　　蘑菇是一種低熱量、高蛋白、高維生素的食用蕈類。現代研究發現，蘑菇的脂肪含量少，且以亞麻油酸為主，所以具有很好的降脂保健作用。據日本學者研究指出，老年人食用鮮蘑菇90公克或乾蘑菇9公克，連續7天後，可使血清中的膽固醇值平均降低6％～12％。此外，蘑菇富含有降脂作用的膳食纖維，而且膳食纖維中純天然的木質素比例很高，再加上蘑菇是高鉀食物，所以不僅可降低血脂，同時兼有降血壓、降血糖及減肥的作用。蘑菇含有蛋白酶、酪胺酶等多種酶類，能分解蛋白質和消化脂肪，也有降血壓的功能，因而蘑菇是高血壓、心血管疾病和糖尿病患者理想的保健食品。

■■■ 蕈類

　　可食用的蕈類約300多種，常見的如草菇、香菇、鮑魚菇、銀耳、木耳等。蕈類含有多種營養成分，除了富含蛋白質，還有大量的香菇嘌呤，具有降低血脂的作用，能抑制人體對膽固醇的吸收功能，加上脂肪含量甚微，所以是著名的健康食品。

■■■ 黑木耳

科學研究顯示，黑木耳富含鉀，每100公克乾品中含鉀量可高達57毫克，為優質的高鉀食物，加上豐富的維生素、核酸、多種礦物質，可顯著降低血清膽固醇含量，還可抑制血小板凝集，對防治高血脂症及冠心病有積極的作用。黑木耳的膳食纖維含量也很高，可促進腸道的膽固醇排泄作用；多醣成分也有一定的抗癌作用。因此經常食用黑木耳，對高血脂症、動脈粥狀硬化、冠心病等心腦血管疾病及高血壓的患者，有很好的防治功效。

■■■ 花生

花生所含的不飽和脂肪酸具有降低膽固醇的作用。食用花生油可使肝內的膽固醇分解為膽酸，促進其排泄，還能預防動脈粥狀硬化和冠心病。有人取花生外殼煮煎濃縮後食用，其降低膽固醇及防治冠心病、動脈粥狀硬化的效果和花生米一樣。花生殼提取液有明顯的降壓作用，並且隨著劑量增加和療程延長而增強其作用，這主要是因為擴張周邊血管、降低周邊血管阻力的結果。此外，以花生外殼的木質素製成有甜味又不含糖的食品添加劑木糖醇，是糖尿病患者最理想的營養調味品之一。

■■■ 魚

　　近年來，深海魚油製品在保健食品市場上大為風行，許多中老年人都喜愛服用。這是因為深海魚油富含EPA（二十碳五烯酸）和DHA（二十二碳六烯酸）兩種營養成分，因此具有降低血清膽固醇和三酸甘油脂、提升高密度脂蛋白、降低低密度脂蛋白的作用，並能抑制血小板凝集、抗動脈粥狀硬化。此外，DHA對延緩老年人的大腦萎縮、改善記憶力減退也有益。罹患血脂異常和冠心病的老年人，如果持續服用深海魚油，確有一定的保健作用。此外，由於海魚中亦富含EPA和DHA，所以經常食用海魚也同樣有益。

　　至於常食用淡水魚是否也能達到深海魚油或海魚一樣的保健功效？曾有醫學科學工作者對此進行一系列研究，結果表明，常見的淡水魚如鱷魚、鯿魚、鱅魚等魚體內，也富含EPA和DHA，牠們的魚油製劑具有高 $\omega-3$ 系列不飽和脂肪酸（＞65％）、低飽和脂肪酸（＜2％）、低膽固醇（＜2％）、低過氧化值（＜0.1％）的特點，對健康甚為有益。再經由臨床觀察，服用淡水魚油製劑也能顯著調節血脂異常患者的血清膽固醇和三酸甘油脂值，並能降低低密度脂蛋白、提升高密度脂蛋白。服用一段時間後檢測，降膽固醇總有效率為73％，降三酸甘油脂總有效

為75％，提升高密度脂蛋白總有效率為36％。服用小劑量淡水魚油，還可降低血中血栓素B_2和升高6–酮–前列腺素$F_{1\alpha}$，因此淡水魚油也有抗血栓形成和擴張血管的作用，能有效改善微循環，防止血栓發生。

■■■ 海帶

又名昆布。海帶含有大量的不飽和脂肪酸，能清除沉積在人體血管壁上多餘的膽固醇；還含有褐藻氨酸（海帶氨酸），能調順腸胃，促進膽固醇排泄，控制膽固醇吸收；再加上海帶的鈣含量極為豐富，鈣也有助於降低人體對膽固醇的吸收，並降低血壓。上述三種營養成分協同作用，因此海帶降低血清膽固醇的效果極佳。

■■■ 海藻類

紫菜、海蜇、石花菜等海藻類，都富含多種維生素和礦物質；尤其是它們所含的褐藻氨酸，具有明顯的降血壓作用。許多可食用的海藻類也含有豐富的多醣類物質硫酸鹽，具有降血脂的功能。因此血脂異常和冠心病的患者常食用海藻類，對身體大有裨益。

■■■ 鱉

鱉（甲魚）具有滋陰進補的功能。經由實驗證明，鱉能有效降低高脂飲食後的膽固醇含量。

■■■ 蘋果

蘋果含有極豐富的果膠（一種膳食纖維），不但能降低血液中的膽固醇濃度，還具有防止脂肪聚集的作用。果膠還可與其他能降低膽固醇的物質如維生素C、果糖、鎂等結合成新的化合物，增強降血脂的功效。曾有研究報告指出，每天吃1～2顆蘋果的人，其血清膽固醇含量可降低10％以上。

蜜橘

蜜橘含有豐富的維生素C，經常食用可提高肝臟解毒能力，加速膽固醇轉化，藉以降低血清膽固醇和血脂的含量，有效防止動脈粥狀硬化。

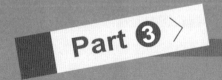

Part ③ >

5分鐘
藥膳降血脂法

藥膳真的有助於降血脂嗎？

哪些藥膳可以發揮降血脂的作用？

需要什麼原料？如何製作呢？

欲知詳情，請每天抽出5分鐘時間翻閱本章……

所謂藥膳，顧名思義，就是具有藥療作用的膳食。俗話說：「藥補不如食補！」只要平日飲食搭配得當，對降脂也有益。本單元不僅教您如何煮湯、作菜，而且讓您在品嘗美味膳食的同時，也能將血脂降到理想值。

■■■ 蘑菇青菜

材料：鮮蘑菇250公克，青菜心500公克。

作法：將蘑菇和青菜心洗淨後切片，放入油鍋煸炒，並加入鹽、味精等調味料。佐餐食用。

功效：清熱平肝，降脂降壓。適用於高血脂症、高血壓及冠心病等。

■■■ 蘑菇炒青豆

材料：鮮蘑菇150公克，青豆200公克，湯100毫升，植物油50公克，醬油、太白粉、鹽、味精各適量。

作法：1. 蘑菇洗淨、去柄，略焯燙後瀝乾，切丁備用。

2. 炒鍋放油大火燒熱，加入青豆、蘑菇丁煸炒片刻，倒入湯，放鹽、醬油、味精燒沸，加太白粉勾芡即可。佐餐食用。

功效：祛脂減肥，益氣養胃。適用於高血脂症。

■■■ 苜蓿蘑菇燉豆腐

材料：嫩苜蓿250公克，鮮蘑菇100公克，嫩豆腐500公克，筍片25公克，鹽3公克，素鮮湯1500毫升，黃酒、醬油、麻油各適量。

作法：1. 嫩豆腐加黃酒入籠屜大火蒸40分鐘，取出去邊皮，切塊（1.5公分見方），以水過涼，切片。

2. 豆腐、筍片、鹽放入砂鍋，加素鮮湯浸沒，中火燒沸後轉小火燉約10分鐘，加入蘑菇片、嫩苜蓿及醬油，稍煮1～2分鐘，淋上麻油即成。佐餐食用。

3. 鮮筍、香菇、黃豆芽放鍋中加水，大火煮沸，再轉小火燉2小時，去渣並澄清，即成素鮮湯。

功效：補氣健脾，降壓減肥。適用於高血壓、高血脂症。

■■■ 荸薺燒香菇

材料：荸薺250公克（去皮切片），水發香菇100公克。

作法：材料入油鍋翻炒，加鹽、糖、味精等調味即成。

功效：活血化瘀，降脂理氣。適用於冠心病、高血脂症、高血壓等。

■■■ 香菇素包

材料： 水發香菇150公克，水發黑木耳100公克，油麵筋50
公克，青菜300公克，精麵粉500公克，味精、植物
油、麻油、鹽、鮮酵母各適量。

作法： 1. 將香菇、黑木耳、油麵筋切成細粒。青菜在沸
水鍋裡焯燙熟，以水漂涼，切細粒，擠乾水。

2. 炒鍋熱油至六成熱，放入香菇、油麵筋、黑木
耳、鹽，煽炒至熟，起鍋時加入青菜粒、味精
拌和，淋上麻油即成餡心。

3. 精麵粉加鮮酵母以溫水捏散，調成糊狀，倒入
麵粉中。再加適量溫水拌勻，揉透至麵團光
滑，不沾手、不沾案板。麵團蓋上布，靜置2
小時使其發酵。待見到麵團中起均勻小孔，麵
團變得脹發膨鬆時，做成圓皮包子坯。

4. 在包子坯中央放上餡心，捏攏收口，放入蒸籠
靜置15分鐘左右，再放到沸水鍋上以大火蒸10
分鐘即成。當主食食用。

功效： 健胃養胃、祛脂減肥。適用於高血脂症。

■■■ 大蒜炒香菇

材料： 大蒜100公克，鮮香菇200公克，鹽、味精、黃酒、植物油各適量。

作法： 大蒜切段，香菇切片，齊入油鍋爆炒，將熟時加黃酒、鹽、味精，再翻炒片刻即成。佐餐食用。

功效： 溫陽散寒、祛脂降壓。適用於高血壓、高血脂症。

■■■ 蒸木耳

材料： 黑木耳3公克，冰糖適量。

作法： 黑木耳泡清水12小時。放入鍋蒸1～2小時，加適量冰糖。每日睡前服食1次，10日為一療程。

功效： 適用於動脈硬化。

■■■ 蒸雙耳

材料： 黑木耳、銀耳各10公克，冰糖適量。

作法： 黑木耳、銀耳各以溫水泡發，放入鍋內加冰糖蒸約1小時。每日食用2次，15日為一療程。

功效： 適用於動脈硬化。

■■■ 雙耳炒黃瓜

材料：水發黑木耳150公克，水發銀耳100公克，黃瓜50公克，香菜、花椒粒、蔥花、生薑絲、鹽、味精、植物油、鮮湯各適量。

作法：1.黑木耳、銀耳洗淨去蒂，撕成小塊，分別放入沸水中焯透，撈出瀝乾盛盤。黃瓜洗淨、切片，圍放盤緣。

2.生薑絲、蔥花散放黑木耳、銀耳上，倒入鮮湯50公克，放入適量的鹽、味精、香菜末。

3.炒鍋放油小火燒熱，加花椒爆香後撈除，熱花椒油澆盤內菜上，拌勻即成。佐餐食用。

功效：平肝降壓、祛脂減肥。適用於高血壓、高血脂症。

■■■ 素烹豆芽

材料：黃豆芽500公克，花椒、鹽、味精、油適量。

作法：豆芽掐去根鬚，洗淨。炒鍋加油燒熱，放入花椒，待出香味時再放入豆芽，翻炒至熟，加鹽及味精即可。佐餐食用。

功效：適用於高血脂症。

■■■ 釀黃瓜

材料：黃瓜（胡瓜）750公克，豆腐1方塊，水發黑木耳50
　　　公克，水發筍乾50公克，蘑菇25公克，鹽、白糖、
　　　太白粉、植物油、麻油、蔥花、生薑末、味精、胡
　　　椒粉、素鮮湯各適量。

作法：1.整條黃瓜去頭尾，洗淨，切段（各約4公分
　　　　　長），去瓤，呈空筒狀。

　　　2.豆腐略煮後撈出，瀝乾，晾涼，裝碗攪碎成
　　　　　泥。黑木耳洗淨剁成碎末，蘑菇、筍乾切成細
　　　　　丁，全加進豆腐泥中，再放入鹽、味精、蔥
　　　　　花、生薑末、胡椒粉、太白粉、植物油，調拌
　　　　　均勻當作餡。

　　　3.黃瓜筒逐一填滿餡心，並以太白粉塗抹各瓜段
　　　　　兩端，再一一豎擺盆中，上籠屜蒸熟後，連盆
　　　　　取出，湯汁潷（去滓）入碗中。

　　　4.素鮮湯和潷出湯汁再加白糖、鹽、味精一起燒
　　　　　沸，放入太白粉調稀勾薄芡，淋些麻油，澆在
　　　　　黃瓜上即成。佐餐食用。

功效：降脂減肥，降壓通便。適用於高血脂症、高血壓、
　　　習慣性便祕。

■■■ 青豆炒兔肉丁

材料：兔肉250公克，青豆粒120公克，冬菇30公克，植物
　　　油、生薑、鹽、澱粉、料酒各適量。

作法：1.青豆去殼洗淨；冬菇去蒂，浸軟洗淨，切粒；
　　　　兔肉洗淨切小塊；生薑刮皮，洗淨切碎。

　　　2.兔肉下油鍋炒至剛熟取出。另起油鍋，放入青
　　　　豆粒，加鹽炒熟。再放進兔肉丁、冬菇粒、生
　　　　薑、料酒同炒片刻，勾芡，略炒即可食用。

功效：清熱解毒、降低血壓。適用於高血壓、高血脂症、
　　　動脈硬化、冠心病。

■■■ 醋蛋

材料：雞蛋1個，醋180毫升。

作法：生雞蛋放入醋裡浸泡36～38小時，挑破攪勻。每天
　　　早晨取20～30毫升醋蛋液，加兩、三倍溫水和蜂蜜
　　　調勻，空腹服食，分5～7日服畢。

功效：適用於老年性動脈硬化、腦血栓、高血壓、心肌梗
　　　塞。

■■■ 枸杞蒸雞蛋

材料： 雞蛋2個，枸杞子10公克，鹽適量。

作法： 雞蛋去殼，蛋黃、蛋清攪勻，放入枸杞子，加少許鹽，放置鍋內，隔水蒸到蛋熟即可。

功效： 適用於動脈硬化。

■■■ 芹菜翠衣炒鱔片

材料： 黃鱔120公克，西瓜翠衣（西瓜皮）150公克，芹菜180公克，薑、蔥、蒜茸各少許。

作法： 1.黃鱔活宰，去內臟、骨、頭，洗淨，焯去血腥，切片；西瓜翠衣切條；芹菜去根、葉，洗淨，切段。上述材料全部略加焯燙，撈起備用。

2.起鍋放麻油、薑、蒜茸及蔥炒香後，放入鱔片，炒至半熟時再放入西瓜翠衣、芹菜，翻炒至熟，調味，勾芡，略炒即成。

功效： 育陰平肝，清熱消暑。適用於高血壓、動脈硬化、肝火亢盛型（頭痛眩暈、心悸、咽乾口渴、食慾不振等症狀），以及暑熱病、營養不良等。

■■■ 花生鯽魚

材料： 花生仁30公克，鮮活鯽魚1條（約250公克），植物
油、蔥花、薑末、黃酒、鹽、味精、五香粉、麻
油、清水或雞湯各適量。

作法： 1. 宰殺鯽魚，去鰓及內臟，洗淨備用。花生仁洗
淨，待用。

2. 炒鍋加油燒至六成熱，加蔥花、薑末炒香，放
入鯽魚，兩面煸透。烹入黃酒，加清水或雞湯
適量，放入花生仁，大火煮沸後改小火煨1小
時，待花生、鯽魚熟爛，加鹽、味精、五香粉
等拌勻，再煮沸，淋麻油即成。佐餐食用。

功效： 降脂減肥，健脾利濕。適用於高血脂症。

■■■ 蔥白拌蜂蜜

材料： 蔥白60公克，蜂蜜60公克。

作法： 蔥白搗碎，與熱蜂蜜拌勻，裝入乾淨瓶內備用。每
天服食2次，每次半湯匙，只服蜜汁不吃蔥，連續
服用1個月。

功效： 適用於動脈硬化。

■■■ 海帶拌白菜

材料：海帶100公克，白菜300公克，鹽、味精、麻油各適量。

作法： 1.海帶、白菜切絲，分別焯燙後撈出，以開水略沖涼，擠乾。

2.白菜絲加入鹽、麻油、味精拌和，盛盤，海帶絲擺放白菜絲上，拌勻即成。佐餐食用。

功效：消痰軟堅，降壓降脂。適用於高血壓、高血脂症。

■■■ 生蒜頭拌海帶

材料：生大蒜頭30公克，海帶30公克，鹽、味精、紅糖各少許。

作法： 1.海帶浸清水12小時，適時換2～3次水，漂洗乾淨後，切細絲，放碗中備用。

2.大蒜剝皮取瓣，洗淨後切碎，剁成蒜泥，調入海帶絲中，並加鹽、味精、紅糖一起拌勻，淋麻油即成。佐餐食用，當日吃畢。

功效：下氣除風，降脂降壓。適用於高血脂症。

■■■ 芹菜湯

材料：芹菜25公克。

作法：芹菜煎湯，吃菜喝湯。每日服食1次。

功效：適用於動脈硬化、高血壓。

■■■ 番茄湯

材料：番茄150公克，海帶15公克，香菇15公克，木耳15
公克，植物油、蔥花、生薑絲、清湯、鹽、味精、
五香粉、麻油各適量。

作法：1.海帶浸水6小時，洗淨後切成菱形片備用。香
菇、木耳泡發洗淨，香菇切絲，木耳撕成小
片。番茄洗淨外皮，去蒂、頭，切片。

2.炒鍋加油大火燒至七成熱，加蔥花、生薑絲煸
炒出香，放入番茄片煸透。再加適量清湯（或
清水）煮沸，投入海帶片、香菇絲、碎木耳，
改小火煨煮15分鐘，加鹽、味精、五香粉拌
勻，淋麻油即成。佐餐食用。

功效：益氣補虛，通脈散瘀，降血脂，適用於高血脂症、
高血壓。

■■■ 竹蓀番茄湯

材料： 水發竹蓀、綠葉菜、番茄各50公克，水發香菇、鮮
蘑菇各40公克，鮮湯、鹽、味精、生薑末、麻油、
植物油各適量。

作法： 1. 竹蓀洗淨，去兩端，切成斜塊。蘑菇、水發香
菇、綠葉菜各洗淨切片。番茄去皮，切片。

2. 炒鍋放油燒至五成熱，加入鮮湯、香菇、蘑
菇、竹蓀、番茄一起燒沸，再加鹽、味精、生
薑末，待湯汁沸後，投入綠葉菜燒煮一下，淋
麻油，盛入湯碗即成。佐餐食用。

功效： 健脾養胃，降脂減肥。適用於高血脂症。

■■■ 馬齒莧黃花菜湯

材料： 馬齒莧30公克，黃花菜30公克，鹽、味精、麻油各
適量。

作法： 馬齒莧、黃花菜分別洗淨，一同放入鍋中，加清水
煮湯，放入鹽、味精調味，淋麻油即成。佐餐食
用。

功效： 清腸利水，降脂減肥。適用於高血脂症等。

■■■ 薺菜馬齒莧湯

材料：鮮薺菜100公克，鮮馬齒莧100公克。

作法：薺菜、馬齒莧洗淨，切小段，放入砂鍋，加水以中
　　　火煨煮20分鐘即成。每天早、晚分別服飲。

功效：清熱解毒，散瘀降脂。適用於高血脂症。

■■■ 香菇湯

材料：香菇90公克，植物油、鹽、清水各適量。

作法：香菇洗淨，去梗，放入鍋內，加油及鹽少許，略
　　　炒，再加適量清水，小火煎煮成湯。

功效：適用於高血脂症、高血壓、動脈硬化、冠心病。

■■■ 蘆筍冬瓜湯

材料：蘆筍250公克，冬瓜300公克，鹽、味精各適量。

作法：切好的蘆筍與冬瓜一起放入鍋中煮湯，待熟後加入
　　　鹽、味精等調味，即可食用。

功效：降脂降壓，清熱利水。適用於高血壓、高血脂症及
　　　腫瘤、夏季暑熱、口渴尿少等病症。

■■■ 百合蘆筍湯

材料:百合50公克,罐頭蘆筍250公克,黃酒、味精、
鹽、素湯各適量。

作法:先將百合泡發洗淨。鍋中加入素湯,再放入百合,
加熱燒數分鐘,以黃酒、鹽、味精調昧,最後倒入
盛蘆筍的碗中即成。

功效:適用於高血脂症。

■■■ 黃豆芽鯽魚湯

材料:黃豆芽300公克,鯽魚250公克,鹽、味精、蔥花、
植物油各適量。

作法:1.黃豆芽洗淨。鯽魚去鰓、鱗及內臟,洗淨。

　　　　2.炒鍋放油燒熱,下蔥花煸炒,再放入黃豆芽,
炒出香味後加適量的水,以大火燒沸。然後放
入鯽魚,改以小火燉至熟爛。最後加入鹽、味
精調味即可。佐餐食用。

功效:清熱利水,降脂減肥。適用於高血壓、高血脂症。

■■■ 紫菜蘆筍湯

材料：紫菜20公克，蘆筍100公克，香菇50公克，鹽、味精、麻油各適量。

作法：紫菜泡發、洗淨，蘆筍、香菇分別洗淨切片，同放入400毫升開水中，煮至熟透，放鹽、味精，淋麻油，調勻即可。分1～2次，趁熱食菜喝湯。

功效：適用於高血壓，高血脂症，預防老年人動脈硬化。

■■■ 豆腐兔肉湯

材料：紫菜30公克，兔肉60公克，豆腐50公克，鹽、料酒、太白粉、蔥花各適量。

作法：1.紫菜洗淨，撕成小片，放碗中備用。兔肉洗淨，切片，另放一碗，加入鹽、料酒、太白粉拌勻。

2.豆腐搗碎，倒入鍋中，加鹽和適量清水，以中火燒沸。倒入肉片，煮約5分鐘再放入蔥花，立即起鍋盛碗，加入紫菜攪勻即可食用。

功效：清熱利尿，降壓降脂。

■■■ 玉米鬚豆腐湯

材料： 玉米鬚100公克，豆腐300公克，水發香菇50公克，
味精、鹽各適量。

作法： 玉米鬚煮湯取汁，再放入豆腐、香菇，加鹽、味精
等調味料，一起煮湯後食用。

功效： 清熱利水，降脂平肝。適用於高血脂症、高血壓、
水腫、黃疸等病。

■■■ 冬瓜薏仁兔肉湯

材料： 兔肉250公克，冬瓜500公克，生薏仁30公克，生薑
4片，鹽、味精、清水各適量。

作法： 1.冬瓜連皮去瓤洗淨，切成大塊。生薏仁洗淨。
兔肉洗淨切塊，去肥脂，洗去血水。

2.兔肉、冬瓜、薏仁、生薑一起放入鍋內，加適
量清水，大火煮沸後，轉小火煲2小時，最後
加鹽、味精調味即成。吃肉喝湯。

功效： 適用於痰溼壅塞型高血脂症。

■■■ 冬瓜三豆湯

材料： 冬瓜250公克，蠶豆100公克，綠豆60公克，白扁豆30公克。

作法： 冬瓜洗淨，去皮切塊，與蠶豆、綠豆、白扁豆同放入砂鍋中，加水煨煮1小時即成。取湯佐餐食用。

功效： 清熱利水，降脂減肥。適用於高血脂症。

■■■ 山楂鯉魚湯

材料： 鯉魚1條（約500公克），山楂片25公克，麵粉150公克，雞蛋1個，黃酒、蔥段、薑片、鹽、味精、白糖各適量。

作法： 1. 鯉魚洗淨、切塊，加入黃酒、鹽浸泡15分鐘。麵粉加適量清水和白糖，打入雞蛋攪成糊。

2. 魚塊入麵糊中浸透，取出後沾上乾麵粉。油鍋放油及薑片爆香後，放入魚塊炸3分鐘撈起。

3. 山楂加少量水上火煮透，加入少量生麵粉製成芡汁，倒入炸魚塊煮15分鐘，加入蔥段、味精即成。

功效： 適用於高血脂症。

■■■ 山楂首烏湯

材料：山楂、何首烏各15公克，白糖60公克。

作法：山楂、何首烏洗淨、切碎，加適量水浸2小時，再熬煮1小時，取湯。每天飲1次，分2次溫服。

功效：適用於高血脂症、高血壓。

■■■ 山楂排骨湯

材料：山楂30公克，芹菜葉5公克，豬排骨、鹽適量。

作法：豬排骨洗淨、砍成小塊，加水400毫升，小火燉至酥爛，加入芹菜葉和鹽，再燉片刻即成。分1～2次食用，趁熱吃肉喝湯。

功效：適用於高血脂症、高血壓、食欲不振。

■■■ 海帶紫菜湯

材料：海帶25公克，海藻20公克，紫菜20公克。

作法：材料分別洗淨，海帶切絲，同放入砂鍋中，加水以小火燉煮半小時，加調味料即成。喝湯。

功效：軟堅散結。適用於動脈硬化、高血壓。

■■■ 山楂玉米鬚湯

材料：生山楂15公克，玉米鬚50公克。

作法：山楂洗淨，去核打碎，與洗淨的玉米鬚同放入砂鍋內，加適量水。以大火煮沸後，改以小火煨煮30分鐘，取汁液即成。每天上、下午分別服飲。

功效：補益脾胃，利尿消腫，降脂降壓。適用於慢性腎炎、高血壓、高血脂症、糖尿病等。

■■■ 海帶牡蠣湯

材料：鮮牡蠣250公克，泡發海帶50公克，黃酒、生薑片、精製油、鮮湯、鹽、味精各適量。

作法：1.牡蠣洗淨，浸熱水至漲發，再洗淨後放深盤中。浸牡蠣水澄清過濾至盤中，和牡蠣一起隔水蒸1小時，取出。

2.炒鍋放精製油大火燒熱，放生薑片爆香，加入鮮湯、鹽、味精、黃酒，倒入牡蠣、蒸汁及海帶（切絲），煮熟後加味精調味即成。

功效：化痰降脂，軟化血管。適用於痰瘀交阻型動脈硬化，對痰濁偏盛伴有血脂增高的動脈硬化患者尤佳。

■■■ 海帶菠菜湯

材料：海帶50公克，菠菜200公克，鹽、味精、麻油各適量。

作法：1. 海帶洗淨切絲，加水300毫升煮15分鐘，再放入菠菜（切段），同煮10分鐘。

2. 加入鹽、味精調味，淋麻油，即成。分1～2次食用，趁熱食菜喝湯。

功效：適用於高血壓、高血脂症。

■■■ 海帶木耳肉湯

材料：海帶、黑木耳各15公克，豬瘦肉60公克，味精、鹽、太白粉各適量。

作法：1. 海帶、木耳分別泡發、切絲。豬肉切絲或切薄片，拌太白粉。

2. 豬肉、海帶絲、木耳絲同入鍋煮沸，加入味精和太白粉，攪勻即成。

功效：適用於高血脂症。

■■■ 海明降脂湯

材料：海帶30公克，決明子15公克。

作法： 1.海帶洗淨，浸水2小時，連水放入砂鍋中。加入決明子，共煎1小時以上即成。

　　　　2.飲湯，海帶可食。血脂血壓不太高者1天服食1次；血脂血壓嚴重偏高者1天服食2次。

功效：清熱明目，降脂降壓。

■■■ 靈芝田七瘦肉湯

材料：靈芝適量，豬瘦肉250公克，龍眼肉15公克，田七6公克，生薑4片。

作法： 1.靈芝去雜質、洗淨，切成小塊。田七、龍眼肉洗淨。豬瘦肉洗淨，切塊。

　　　　2.全部的材料一起放入鍋內，加適量清水，大火煮至沸，再改以小火煮2～3小時，適量調味後即可食用。

功效：適用於氣滯血瘀型高血脂症。

■■■ 蓴菜肉片湯

材料：豬瘦肉50公克，竹蓀30公克，蓴菜100公克，薑
　　　絲、鹽、味精、麻油各適量。

作法： 1.鍋中加適量清水，放入豬瘦肉片，燒沸。

　　　　 2.竹蓀和蓴菜也放入鍋中，煮至熟透。加入薑
　　　　　絲、鹽、味精，淋麻油，調勻即成。

功效：適用於高血脂症、肺結核。

■■■ 蓮子豬肉湯

材料：腐竹100公克，龍鬚菜45公克，豬瘦肉100公克，蓮
　　　子40公克，鹽、味精各適量。

作法： 1.腐竹、龍鬚菜分別泡發後切細。豬瘦肉洗淨，
　　　　　切成片。

　　　　 2.豬肉片與蓮子、腐竹、龍鬚菜一起放入鍋中，
　　　　　加適量水煮湯，最後加鹽、味精調勻即成。

功效：健脾和胃，養陰軟堅，清熱化痰，降壓降脂。適用
　　　於高血脂症。

■■■ 玉米粥

材料：粳米（白米）100公克，玉米粉適量。

作法：粳米加水500～800毫升煮至開花，調入適量玉米粉
使粥稀糊，稍煮片刻即成。每日三餐溫熱服食。

功效：適用於高血脂症。

■■■ 玉米粟米麵糊

材料：玉米粉30公克，粟米粉30公克。

作法：玉米粉與粟米粉加水調成稀糊，倒入沸水鍋內，一
邊倒一邊攪拌均勻，煮成粥狀。當主食食用。

功效：降脂減肥。適用於高血脂症。

■■■ 玉米木耳粥

材料：玉米粒150公克，黑木耳10公克，鹽適量。

作法：玉米粒放入壓力鍋，加水300毫升煮至將爛，改放
進普通鍋，加入泡發的黑木耳同煮為粥，放少許鹽
調勻即成。早、晚空腹服食。

功效：適用於高血脂症、冠心病。

■■■ 雙耳粟米粥

材料：黑木耳30公克，銀耳20公克，粟米100公克。

作法： 1. 黑木耳、銀耳分別泡發、洗淨，一起剁成糜，備用。

2. 粟米淘洗淨，放入砂鍋，加適量水，大火煮沸。調入雙耳糜拌勻，改以小火煨煮1小時。待粟米酥爛、雙耳熟爛，粥即成。早、晚2次分別服食。

功效：滋陰補血，通脈降脂。適用於高血脂症。

■■■ 黑木耳淡菜粥

材料：黑木耳、淡菜各30公克，粳米100公克，鹽少許。

作法： 1. 粳米淘洗淨。淡菜洗淨，切粒。黑木耳泡發、洗淨，撕碎備用。

2. 粳米放入鍋內，加適量水，放入淡菜粒，以大火燒沸，改以小火煮1小時，加入黑木耳、鹽，稍煮即成。酌量食用，每日2次。

功效：益氣行水，降壓降脂。適用於高血脂症、高血壓。

■■■ 淡菜粥

材料：淡菜50公克，粳米50公克。

作法：淡菜以溫水浸3小時，與粳米一起煮成粥。早、晚
分別溫食。

功效：適用於高血脂症。

■■■ 山楂粥

材料：乾山楂30～40公克（鮮果60～90公克），大米100
公克，砂糖10公克。

作法：山楂以水煎煮後取汁，與大米一起煮成稀粥，待粥
熟時調入砂糖，稍煮即成。上、下午服食。

功效：適用於高血脂症。

■■■ 海帶花生粥

材料：花生仁、海帶、綠豆各50公克，粳米適量。

作法：海帶洗淨，切碎，與花生仁、綠豆、粳米同煮成
粥。當晚餐食用，不拘量。

功效：清熱解毒，降壓降脂。適用於高血壓、高血脂症。

■■■ 海帶綠豆粥

材料： 水發海帶50公克，綠豆30公克，粳米50公克。

作法： 海帶洗淨，切碎，與綠豆、粳米共煮成粥。

功效： 適用於高血脂症。

■■■ 豆漿花生粥

材料： 豆漿500公克，花生仁、粳米各50公克，鹽適量。

作法： 花生仁、粳米洗淨，與豆漿一起下鍋，加適量清水煮粥，調鹽少許即成。早、晚餐溫熱食用。

功效： 補虛潤燥，降壓降脂。適用於高血壓、高血脂症、冠心病等。

■■■ 豆漿粟米粥

材料： 豆漿150公克，粟米50公克。

作法： 粟米淘洗淨，放入砂鍋，加適量水，大火煮沸，改以小火煨煮成稠粥。粥半熟時調入豆漿，攪拌均勻，再煨煮至無豆腥味即成。清晨空腹時食用。

功效： 健脾利水，降脂減肥。適用於高血脂症。

■■■ 麥麩綠茶粟米粥

材料：麥麩30公克，綠茶20公克，粟米100公克。

作法： 1. 綠茶放入紗布袋中，紮口，備用。麥麩去雜質，曬乾或烘乾，研成細末待用。

　　　　 2. 粟米淘洗淨，放入砂鍋，加適量水，投入綠茶袋，大火煮沸，改以小火煨煮30分鐘。

　　　　 3. 取出綠茶袋，濾盡茶汁，粥內調入麥麩細末，繼續以小火煨煮至粟米酥爛，粥稠即成。早、晚2次分別服食。

功效：補虛養心，活血通脈，去瘀降脂。適用高血脂症。

■■■ 豆腐芹菜粥

材料：芹菜20公克，豆腐30公克，粳米100公克，鹽適量。

作法：芹菜洗淨，切碎，與豆腐和淘洗淨的粳米一同放入砂鍋中，加適量清水以旺火燒開，再改小火煮成粥，加鹽調味即成。佐餐食用。

功效：清熱生津，散瘀破結，消腫解毒，適用於高血脂症、糖尿病等。

■■■ 馬齒莧薺菜粥

材料：鮮馬齒莧250公克，粳米100公克，薺菜30公克。

作法： 1. 馬齒莧洗淨，切碎。薺菜洗淨。

2. 粳米洗淨下鍋，加適量水，大火煮沸，轉以小火煮至米粥八成熟。加入馬齒莧與薺菜，再煮2～3分鐘粥沸即成。早、晚餐食用。

功效：清熱利濕，降脂減肥。適用於高血脂症等。

■■■ 香菇麵筋粥

材料：水發香菇、青菜各50公克，水麵筋、粳米各100公克，麻油10公克，鹽3公克，味精1公克。

作法： 1. 水麵筋切小塊，青菜和水發香菇洗淨切絲。

2. 粳米淘洗淨，放入鍋中，加適量清水，大火燒沸，轉以小火煮。待米粒煮透時加入麵筋、青菜、水發香菇和鹽，熬煮成粥。加入麻油、味精即成。早、晚餐食用。

功效：護肝養胃，祛脂減肥。適用於高血脂症。

■■■ 何首烏粥

材料：何首烏50公克，粳米60公克，冰糖適量。

作法：何首烏放入砂鍋中，加水濃煎後取汁，與粳米、冰糖同煮為粥。早、晚食用。

功效：養肝腎，益精血。適用於高血脂症、動脈硬化。

■■■ 荷葉粥

材料：鮮荷葉半張或乾荷葉50公克，粳米60公克，冰糖少許。

作法：荷葉洗淨，切碎，放入砂鍋中，加水煎煮取汁，再與粳米、冰糖同煮為粥。早、晚服食。

功效：清熱解暑，降脂減肥。適用於高血脂症、感冒。

■■■ 冰糖煮海參

材料：海參、冰糖各適量。

作法：兩樣材料同煮，使冰糖滲入海參內，待海參熟爛即成。早晨空腹服，一劑服3日。療程不限。

功效：適用於動脈硬化、高血壓。

■■■ 綠豆蘿蔔灌大藕

材料：大藕4節，綠豆200公克，胡蘿蔔125公克，白糖適
量。

作法：1.綠豆洗淨，浸泡30分鐘後瀝乾；胡蘿蔔洗淨，
切碎搗泥。將上述材料以白糖調勻待用。藕洗
淨，在近藕節的一端切下部分留作蓋。

2.將和勻的綠豆蘿蔔泥塞入藕洞內，塞滿為止，
並將先前切下部分的藕蓋在原處，插入竹籤牢
固，然後上鍋隔水蒸熟。當點心食用。

功效：適用於高血脂症。

■■■ 蓮藕核桃湯

材料：蓮藕200公克，蓮子30公克，核桃仁20公克，白糖
25公克。

作法：1.蓮藕洗淨，切片。核桃仁洗淨，浸泡後去外
皮，切碎。蓮子泡軟。

2.蓮藕、蓮子、核桃仁一起放入鍋內，加適量水
同煮，待軟爛加入白糖即成。適量食用。

功效：降脂降壓，養心護腦。適用於高血脂症、高血壓。

■■■ 綠豆花生湯

材料：綠豆、花生仁各50公克。

作法：綠豆、花生仁分別洗淨下鍋，加適量水，大火煮開，改以小火煮至熟爛即成。不拘量食用。

功效：清熱解毒，降脂降壓。適用於高血壓、高血脂症。

■■■ 銀耳湯

材料：銀耳10公克，冰糖適量。

作法：銀耳泡水30分鐘，加適量水與冰糖熬成湯服用。

功效：適用於動脈硬化。

■■■ 銀耳山楂羹

材料：銀耳20公克，山楂片40公克，白糖適量。

作法：　1.銀耳洗淨，冷水浸泡1日，至全部發透。

　　　　　2.銀耳連其浸湯一起放入砂鍋中，再加入山楂片與白糖，燉約30分鐘，至銀耳軟爛、汁稠成羹即成。當點心食用。

功效：適用於高血脂症。

■■■ 山楂陳皮番茄羹

材料：番茄200公克，山楂30公克，陳皮10公克，太白粉適量。

作法： 1. 山楂、陳皮分別洗淨，山楂去子、切片，陳皮切碎，同放入碗中備用。番茄浸溫水片刻，洗淨，連皮切碎，剁成番茄糊。

2. 砂鍋中加適量清水，放入山楂、陳皮，中火煨煮20分鐘，再加番茄糊，拌勻，改以小火煨煮10分鐘，最後以太白粉勾芡成羹。佐餐食用。

功效：消食導滯，通脈散瘀，降血脂。適用於高血脂症。

■■■ 芝麻桑葚糊

材料：黑芝麻60公克，桑葚60公克，大米30公克，白糖10公克。

作法： 1. 黑芝麻、桑葚、大米分別洗淨，一同搗爛備用。

2. 在砂鍋中盛水3碗，煮沸後加入白糖；待水再沸，徐徐加入搗爛的黑芝麻、桑葚、大米，煮至糊狀即可食用。

功效：滋陰散熱，潤腸通便。適用於高血脂症。

■■■ 葛根羹

材料： 葛根粉50公克。

作法： 每天早晨取葛粉煮成羹，代早餐食用。持續服食3個月。

功效： 適用於動脈硬化。

■■■ 山楂蓮子湯圓

材料： 糯米粉1150公克，麵粉1000公克，鮮山楂500公克，蓮子350公克，芝麻100公克，糖粉適量。

作法： 1. 山楂洗淨後蒸爛，待涼後去皮、核，製成山楂泥待用。蓮子煮熟，撈出瀝乾，搗成泥。

2. 混合山楂泥、蓮子泥、麵粉、糖粉，再加入芝麻，攪拌均勻，裝入木模框中，壓平壓實。脫模後切成1.8公分見方的餡塊。

3. 平底容器內鋪好糯米粉，餡塊蘸水後倒入糯米粉中，滾動數次，取出後蘸水，再投入糯米粉中滾動，如此重複多次滾動即成生湯圓。按常規煮熟湯圓即成。當主食食用。

功效： 活血養心，降壓降脂。適用於高血壓、高血脂症。

■■■ 麥麩山楂糕

材料：麥麩50公克，山楂30公克，茯苓粉50公克，粟米粉100公克，糯米粉50公克，紅糖10公克。

作法：1. 山楂去核，切碎，曬乾或烘乾，與麥麩共研為細末。再與茯苓粉、粟米粉、糯米粉、紅糖一起拌和均勻，加適量水，攪和成粗粉粒狀，分裝入8個糕模具內，輕輕搖實。

2. 糕模放入籠屜，以大火氣蒸30分鐘，待糕蒸熟取出即成。早、晚2次分別服食，或當點心，隨餐食用。

功效：補虛和血，散瘀降脂。適用於高血脂症、脂肪肝、高血壓等。

■■■ 桃仁丸

材料：桃仁、酒、蜜適量。

作法：桃仁去皮、去尖，放酒中浸泡1週，曬乾研成細末，加蜜調為小丸。以黃酒和開水送服，1次15枚，每日2次。

功效：適用於動脈硬化、半身不遂。

■■■ 蘋果玉米羹

材料： 蘋果2個，玉米粉50公克，胡蘿蔔100公克，蜂蜜20公克，牛奶適量。

作法： 1. 蘋果洗淨，去皮除核，切片。胡蘿蔔切片。

2. 蘋果片、胡蘿蔔片、玉米粉、牛奶一併放入果汁機中攪成蔬果汁，太濃可加開水稀釋。倒入蜂蜜攪勻即成。上、下午分別服食。

功效： 益氣健脾，降脂保肝。適用於高血脂症。

■■■ 玉米大棗糕

材料： 玉米粒、粳米粉各200公克，糯米粉100公克，大棗30公克。

作法： 1. 玉米粒淘洗淨，浸溫開水片刻，研成玉米漿，和入粳米粉、糯米粉，調勻，做成20個粉團，並嵌入洗淨的大棗。

2. 粉團放進模具中製成糕坯，排入籠屜內，大火蒸40分鐘即可。作主食食用。

功效： 補虛益脾，和胃降脂。適用於習慣性便祕、高血脂症、脂肪肝等。

■■■ 黃黏米核桃仁粽

材料：黃黏米（黍米）100公克，核桃仁6個。

作法：1. 黃黏米泡水淘洗淨。取洗淨粽葉2～3張鋪平，
自中間折成漏斗狀，填入1個核桃仁及1／6黃
黏米量，將粽葉上口包嚴，呈四角形，以細麻
繩紮緊。共包6個。

　　　　2. 包好的粽子放入鍋內，加水浸沒，粽上放箅子
（蒸籠中隔層的竹屜），再壓一乾淨重物，以
免粽子蒸煮時移動。先大火煮沸，改以小火煮
熟即成。當主食食用。

功效：益氣補腎，降脂減肥。適用於高血脂症等。

■■■ 山楂茶

材料：山楂20公克，茶葉5公克。

作法：山楂洗淨，水煮取汁，趁熱加入茶葉，悶泡片刻，
即可飲用。

功效：消食化積，散瘀行滯。適用於高血脂症、高血壓，
預防動脈硬化。

■■■ 生大蒜生蘿蔔汁

材料：生大蒜頭60公克，生蘿蔔120公克，紅糖適量。

作法： 1. 生大蒜頭剝皮，洗淨大蒜瓣，切碎剁成大蒜糜汁，備用。生蘿蔔去根、鬚及莖葉，洗淨，連皮切碎。

2. 碎蘿蔔放入果汁機中攪壓，取汁過濾，再與大蒜糜汁拌和均勻，加少許紅糖調味，即成。早、晚2次分別服食。

功效：適用於高血脂症。

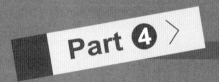

Part ④ >

5分鐘
藥酒降血脂法

喝藥酒真的可以降血脂嗎？

哪些藥酒適合高血脂症患者飲用呢？

這類藥酒又如何製作？

功效如何？

且撥出5分鐘，詳情盡在本章……

早在《漢書・食貨志》中就提到「酒為百藥之長」，說明古人對酒應用在醫藥方面的高度評價。中藥保健藥酒側重於養生治病，具有補益氣血、補益脾胃、滋補肝腎、溫腎壯陽、養心安神、補虛扶正、健腦益智、延年益壽、平補陰陽等功效，常飲可達到良好的養生保健及預防疾病的效果，並對氣血兩虛患者發揮積極的調理功能。

■■■ 山楂麥冬酒

材料：山楂片50公克，麥冬30公克，低度白酒1升。

作法：山楂、麥冬浸入白酒內，密封。每天搖盪1、2次，7天後即成。邊飲邊加白酒（約再添500毫升）。

服法：1次1小杯，每日1次。

功效：活血化瘀，清熱，降血脂。適用於高血脂症。

■■■ 靈芝酒

材料：靈芝30公克，黃酒500毫升。

作法：靈芝切片，浸入黃酒中，密封。7天後即成。

服法：每次服50毫升，每天2次。

功效：補中益氣，滋養強壯，鎮痛。適用於心絞痛、心悸、胸悶、神經衰弱等。

■■■ 綠茶蜂蜜酒

材料：綠茶（龍井或碧羅春）150公克，蜂蜜250公克，米酒1升。

作法：將綠茶、蜂蜜浸入米酒內，密封，置於陰涼處。每天搖盪2次，15日後即成。

服法：每次於飯後飲服10～20毫升，每天3次。

功效：降壓降脂，強心利尿。適用於高血脂症。

■■■ 金烏酒

材料：何首烏、金櫻子、黃精各15公克，黑豆（炒）30公克，白酒1升。

作法： 1.將各藥材料研成粗末，裝入紗布袋，紮口，浸於白酒中。

2.待14天後取出藥袋，壓榨取液，並將榨得藥液與藥酒混合，靜置，過濾即成。

服法：每天早、晚各服1次，每次服20毫升。

功效：養血補腎，烏黑鬚髮。適用於心血不足、腎虛遺精、鬚髮早白、血脂血糖過高者。

■■■ 龍眼首烏酒

材料：龍眼肉、何首烏、雞血藤各250公克，黃酒1.5升。

作法：龍眼肉、何首烏、雞血藤洗淨，曬乾，放入瓶中，加進黃酒，密封浸泡。10天後即可飲服。

服法：早、晚各1次，1次飲10毫升。

功效：補腎養血，降脂寧心，生髮烏髮。適用於高血脂症、斑禿脫髮、白髮及壯年早衰等。

■■■ 消脂酒

材料：山楂片、澤瀉、丹參、香菇各30公克，白酒500毫升，蜂蜜150公克。

作法：將各藥材切成薄片，放進容器中，加入白酒，密封。浸泡15天後，過濾去渣，加蜂蜜，蜜溶後即可取用。保存於陰涼乾燥處。

服法：每次服20～30毫升，每天服2次。

功效：健脾益胃，活血消脂。適用於高血脂症。

■■■ 栝樓薤白酒

材料： 全栝樓35公克，薤白20公克，白酒500毫升。

作法： 1. 栝樓蒸至稍軟，壓扁，切小塊。薤白洗淨，放入沸水煮透，撈出晾乾。

2. 以乾淨紗布包好栝樓、薤白，浸入白酒內，密封貯存。30天後去渣即成。

服法： 每次取酒15毫升，對入30毫升的涼開水，口服。每天2次。

功效： 通陽散結，行氣祛痰。適用於心絞痛、冠心病等。

■■■ 香菇檸檬酒

材料： 香菇25公克，檸檬1個，白酒500毫升，蜂蜜80公克。

作法： 1. 將香菇與檸檬洗淨，晾乾，切片，置於容器中，加入白酒密封。

2. 浸泡7天後除去檸檬，繼續浸泡7天。加入蜂蜜，混勻即成。

服法： 每次服20毫升，每天服2次。

功效： 健脾益胃。適用於高血脂症、高血壓。

■■■ 玉竹長壽酒

材料：當歸、製何首烏、黨參各20公克，玉竹、白芍各30
公克，白酒10升。

作法：1.將各藥材共研磨為粗粉，裝入紗布袋，紮口，
浸泡白酒內。

2.待7天後取出藥袋，壓榨取液，並將榨得藥液
與藥酒混合，靜置，過濾即成。

服法：每次服10～20毫升，每天服2次。

功效：益氣血，健脾胃，延年益壽。適用於氣陰不足、身
倦乏力、缺乏食欲、血脂過高者。

5分鐘
藥茶降血脂法

藥茶真的有助於降血脂嗎？

哪些藥茶才適合高血脂症患者飲用？

這類藥茶的材料是什麼？

您知道它的製作方法及其功效嗎？

只要5分鐘，本章幫您解答……

藥茶療法是一種重要的自然療法，早在4千多年前的神農時代，便已知道茶的解毒作用，因此《神農本草經》記載：「神農嘗百草，日遇七十二毒，得茶而解之。」後來人們開始栽培茶葉，並視為養生保健防病的良品，對其醫療作用也有更進一步的認識。

中國歷代醫家都十分重視茶葉的食療保健價值。中醫學認為，茶葉味苦、甘，性涼，入心、肺、胃經，有清頭目、除煩渴、化痰消食、解毒利尿等功效。眾多醫學典籍相關論述中，有許多精闢的見解均涉及防治高血脂症等「富貴病」。

現代營養學研究顯示，茶葉含有人體所必需的蛋白質、胺基酸、脂肪、多種維生素和礦物質。茶葉含有近400種化學成分中，許多有效成分直接或間接與防治高血脂症、肥胖症及防癌抗癌有關。例如科學研究發現，茶葉具有抗動脈粥狀硬化的作用，它所含的茶色素抑制動脈粥狀硬化形成的作用明顯，還可促進纖溶和降低血小板黏附率。此外，茶葉中的芳香物質能溶解脂肪，解除油膩，幫助消化，促進吸收。因此中老年人經常飲茶，對防治高血脂症、預防心腦血管疾病（如冠心病、高血壓等），均有良好效果。

以下便介紹對降脂大有裨益的藥茶（也包括不含茶葉但同樣有保健食療效果的飲品）。

■■■ 芹菜降脂飲

材料：芹菜200公克（芹菜根端莖及全根為宜）。

作法：取芹菜水煎，頭汁於早晨空腹服用，二汁於傍晚空腹服用。

服法：病況輕者1劑，病況重者每天2劑，分4次服。連服3周左右。

功效：適用於高血脂症。

■■■ 三黃蜜茶

材料：薑黃、大黃、蒲黃各5公克，大棗10枚，蜂蜜10公克。

作法：1.薑黃、大黃去雜質，洗淨，分別切片，與蒲黃同放入綿紙袋中。

2.三黃綿袋與洗淨的大棗同入砂鍋，加適量水，大火煮沸，改以小火煨煮30分鐘，取出藥袋，拌勻。離火後加入蜂蜜，拌勻即成。

服法：分早、晚2次服飲。

功效：清熱瀉火，活血散瘀，益氣降脂。適用於高血脂症，對肝火旺、氣血瘀滯的中老年高血脂症患者尤佳。

■■■ 芹棗降脂飲

材料：芹菜10棵，大棗10枚。

作法：芹菜搗爛，和大棗同放入砂鍋，水煎半小時即成。

服法：飲湯吃棗，每日1劑，分2次服。連服15天。

功效：平肝清熱。適用於高血脂症、動脈硬化、冠心病。

■■■ 黃芪湯

材料：黃芪9公克，軟骨素、乾魚粉各13公克。

作法：黃芪以360毫升清水煎30分鐘，取黃芪藥汁攪和軟
　　　骨素、乾魚粉，略煎煮使溶即成。

服法：上述為1日量，分3次服畢。

功效：增加血管彈性。適用於動脈硬化。

■■■ 荷葉茶

材料：鮮荷葉100公克。

作法：鮮荷葉洗淨，切碎，水煎煮後取汁。

服法：代茶頻飲。

功效：減肥降脂，清熱消暑。適用於肥胖症及夏季暑熱。

■■■ 荷葉橘皮烏龍茶

材料：乾荷葉30公克，橘皮5公克，陳葫蘆10公克，烏龍
茶20公克。

作法：乾荷葉、橘皮、陳葫蘆共研為細末，混入茶葉中。
每次取2公克沖泡。

服法：代茶頻飲，可連續沖泡3～5次。

功效：祛脂減肥，理氣化痰。適用於高血脂症。

■■■ 荷葉二皮飲

材料：乾荷葉50公克，烏龍茶5公克，絲瓜皮6公克，西瓜
皮5公克。

作法：1.以紗布包好乾荷葉、絲瓜皮、西瓜皮、烏龍茶
葉，浸於清水中清洗備用。

　　　　2.砂鍋中放水5杯，投入紗布藥材包，煮熬至水
沸，取汁即成。

服法：代茶頻飲。

功效：清熱利水，減肥降脂。適用於高血脂症。

■■■ 荷葉降脂飲

材料：荷葉3公克，決明子6公克，製大黃3公克，何首烏3
公克，扁豆3公克，玫瑰花3公克。

作法：全部材料一起以開水沖泡即成。

服法：代茶飲用。

功效：減肥降脂，暢中潤腸。適用於肥胖症、便祕等。

■■■ 山楂槐米荷葉飲

材料：鮮山楂30公克，生槐米（槐樹未熟的花蕾）5公
克，嫩荷葉15公克，決明子10公克，白糖適量。

作法：1.將山楂、生槐米、荷葉、決明子一起放入砂鍋
中煎煮。

2.煮至山楂酥爛，將其搗碎，再煮10分鐘。濾取
汁液，加入白糖即成。

服法：不限時頻飲。

功效：行瘀化滯。適用於高血脂症。

■■■ 銀杏葉甘草袋茶

材料：乾銀杏葉（連葉柄）10公克，生甘草1公克。

作法：1. 銀杏葉與甘草洗淨，一起曬乾或烘乾，共研成細末，一分為二，分裝入綿紙袋，封口掛線即成。

2. 茶袋放入杯中，以沸水沖泡，加蓋，悶15分鐘，即可飲用。

服法：每日2次，每次1袋，一般每袋可連續沖泡3～5次。

功效：補氣養心，清濁降脂，化痰定喘。適用高血脂症。

■■■ 丁香茉莉茶

材料：丁香、茉莉花、綠茶各適量。

作法：3種材料共研成細末，過篩，製成茶袋。飲用時以沸水浸泡即成。

服法：不拘時代茶頻飲。

功效：理氣化濁，降脂減肥。適用於高血脂症。

■■■ 何首烏綠茶

材料：何首烏30公克，綠茶3公克。

作法： 1. 何首烏洗淨，切片，曬乾或烘乾，研成粗末，
放入綿紙袋中，封口掛線。

2. 何首烏紙袋與綠茶同放入杯中，以沸水沖泡，
加蓋，悶15分鐘，即可飲用。

服法：當茶，頻頻飲服，一般可連續沖泡3～5次。

功效：清熱解毒，滋陰益腎，養血降脂。適用高血脂症。

■■■ 軟堅降脂茶

材料：鮮山楂250公克，菊花50公克，香蕉皮100公克，陳
皮50公克。

作法：山楂去核切片。香蕉皮、陳皮洗淨，切絲。菊花去
雜質。全部材料混合，放通風處乾燥。

服法：每次取30公克，泡水代茶飲。

功效：益氣軟堅，減肥消脂，活血化瘀。適用於高血脂
症、高血壓。

■■■ 松竹降脂飲

材料：松葉200公克，竹子100公克，酒1.8升，蜂蜜適量。

作法：松葉、竹子浸泡在酒中，加入蜂蜜，靜置2～3個月後，過濾即可飲用。

服法：每次服20～30毫升，每天服2次。

功效：淨化血液。適用於動脈硬化。

■■■ 三子降脂茶

材料：枸杞子30公克，決明子30公克，沙苑子30公克。

作法： 1. 決明子、沙苑子洗淨，決明子敲碎，兩種材料同放入紗布袋中，紮口備用。

       2. 枸杞子洗淨，與前項藥袋同放入砂鍋，加水濃煎2次，每次30分鐘。合併兩次煎汁，拌勻即成。除去藥袋，枸杞子盛入碗中備用。

服法：早、晚2次分別服食。飲用時，枸杞子也可一同嚼食嚥下。

功效：平肝益腎，降低血脂。適用於高血脂症，對肝腎陰虛、陰虛陽亢的中老年高血脂症患者尤佳。

■■■ 草菇紅茶

材料：草菇25公克，紅茶5公克。

作法：1.草菇洗淨，曬乾後弄碎，與紅茶混勻。

2.欲飲用時，取草菇紅茶粉放入杯中，以沸水沖泡，加蓋，悶10分鐘，即可飲用。

服法：代茶頻頻飲用，可連續沖泡3～5次。

功效：益氣養胃，降脂減肥。適用於高血脂症。

■■■ 紅花山楂茶

材料：紅花（乾品）2公克，鮮山楂30公克。

作法：1.紅花洗淨，曬乾或烘乾，放入綿紙袋中，封口掛線備用。

2.山楂去柄，洗淨，切片，與紅花紙袋同放入杯中，以沸水沖泡，加蓋，悶15分鐘，即可飲用。

服法：代茶頻飲。一般可連續沖泡3～5次，當日服完。飲用時，山楂也可一同嚼食嚥下。

功效：消食導滯，祛瘀降脂。適用於高血脂症。

■■■ 紅花茶

材料：綠茶5公克，紅花5公克。

作法：綠茶和紅花放入杯中，以沸水沖泡，加蓋，悶10分鐘即成。

服法：代茶頻飲，每日1劑，一般可沖泡3～5次。

功效：降低血脂，活血化瘀。適用於高血脂症。

■■■ 槐菊茶

材料：菊茶、槐花、綠茶各3公克。

作法：3種材料放入杯中，以沸水沖泡即成。

服法：代茶飲用，每天數次。

功效：降脂，平肝潛陽。適用於高血脂症。

■■■ 山楂麥芽飲

材料：生山楂、炒麥芽各10公克。

作法：生山楂、炒麥芽以水煎煮，取汁即成。

服法：代茶飲用。

功效：降脂消食。適用於高血脂症及消化不良等症。

■■■ 陳皮山楂烏龍茶

材料： 陳皮10公克，山楂20公克，烏龍茶葉5公克。

作法： 1. 陳皮、山楂洗淨，同放入砂鍋，加適量水，煎煮30分鐘，去渣，取汁。

2. 以陳皮山楂汁沖泡烏龍茶葉，加蓋，悶10分鐘，即可飲用。

服法： 代茶頻飲。

功效： 化痰降脂，降壓減肥。適用於高血壓、高血脂症。

■■■ 絞股藍決明槐花飲

材料： 絞股藍15公克，決明子30公克，槐花10公克。

作法： 絞股藍切碎，決明子敲碎，與槐花同入砂鍋，加水煎煮30分鐘。去渣，過濾取汁，加入少許蜂蜜，拌勻即成。

服法： 早、晚2次分別服食。

功效： 益氣補脾，清肝降濁，化痰降脂。適用高血脂症。

■■■ 菊花苦丁茶

材料：菊花20公克，苦丁茶葉15公克。

作法：菊花和苦丁茶葉曬乾，搓碎混合。每次取5公克，放入茶杯中，用沸水沖泡，加蓋悶10分鐘即成。

服法：代茶飲用。

功效：清熱解毒，清肝明目，降壓降脂。適用高血脂症。

■■■ 菊花決明山楂飲

材料：菊花3公克，決明子15公克，生山楂15公克。

作法：全部材料以沸水沖泡，加蓋悶30分鐘即成。

服法：代茶頻飲。

功效：驅風明目，活血通絡，降壓降脂。適用高血脂症。

■■■ 決明菊花茶

材料：杭菊3公克，決明子15公克，茶葉3公克。

作法：全部材料以沸水沖泡，加蓋悶10分鐘即成。

服法：代茶飲用。

功效：消脂減肥，降壓明目，潤腸通便，適用高血脂症。

■■■ 菊花槐米茶

材料：菊花3公克，槐米3公克，綠茶3公克。

作法：全部材料以沸水沖泡，加蓋悶5分鐘即成。

服法：經常代茶飲用。

功效：降壓降脂。適用於高血脂症。

■■■ 決明子枸杞茶

材料：決明子30公克，枸杞30公克。

作法：決明子與枸杞一起水煎，取汁。

服法：代茶頻飲。

功效：祛風散熱，平肝明目。適用於高血壓、高血脂症。

■■■ 二子去脂茶

材料：枸杞子30公克，女貞子30公克。

作法：枸杞子、女貞子洗淨，曬乾或烘乾，裝入紗袋，紮口，放入杯中，沸水沖泡，加蓋悶15分鐘即成。

服法：代茶頻頻飲用，一般可連續沖泡3～5次。

功效：滋補肝腎，散瘀降脂。適用於高血脂症。

■■■ 人參葉茶

材料：人參葉3公克。

作法：人參葉以開水沖泡即成。

服法：代茶飲用，每日1次。

功效：益氣生津，養心補元。適用於冠心病所致的心悸。

■■■ 丹參麥冬茶

材料：丹參、麥冬各10公克。

作法：丹參、麥冬以開水沖泡即成。

服法：代茶飲用。

功效：養心補肺，活血滋陰。適用於冠心病引起的心悸氣
短、胸悶口渴等症。

■■■ 人參核桃飲

材料：人參3公克，核桃肉3個。

作法：人參與核桃肉以水煎煮，取汁即成。

服法：代茶飲用。

功效：養心補腎，益氣補元。適用於心悸氣短、胸悶等。

■■■ 山楂薏仁荷葉茶

材料：生山楂10公克，生薏仁10公克，乾荷葉60公克，橘皮5公克。

作法：全部材料以沸水沖泡，加蓋，稍悶即成。

服法：每天代茶飲，連服100天。

功效：理氣行水，降脂化濁。適用於高血脂症。

■■■ 三花降脂茶

材料：玫瑰花5公克，茉莉花5公克，玳玳花5公克，川芎5公克，荷葉5公克。

作法：全部材料以沸水沖泡，加蓋悶15分鐘即成。

服法：每天代茶頻飲。

功效：化痰除濕，減肥降脂。適用於高血脂症。

5分鐘
中西藥降血脂法

您知道有哪些中草藥或西藥具備調節血脂、

降低總膽固醇和三酸甘油脂的功能嗎？

您是否清楚這些藥的化學結構、特點和藥理作用呢？

想要了解降血脂常用藥的藥性和用藥常識，

只要每天花5分鐘翻開本章……

（一）降血脂的常用中藥

經由專家學者多年研究，目前已知具有降血脂作用的中草藥達90多種。以下介紹部分常用的中草藥。

■■■ 枸杞子

現代研究顯示，枸杞子不但有降血脂的作用，並有保肝、護肝及抗脂肪肝的功能。經由動物實驗發現，枸杞子能降低白鼠的血中膽固醇，對家兔則有輕微抗實驗性動脈粥狀硬化形成的作用。實驗研究針對由四氯化碳毒害的小鼠，每天以8毫升的枸杞子水浸液（20％）灌胃，能輕度抑制脂肪在肝細胞內沉積，並可促進肝細胞新生。

現代臨床應用枸杞子治療高血脂症也有顯著療效：飯後30分鐘口服降脂沖劑（含枸杞子、女貞子、紅糖），每日2次，4～6週為一療程，共治療高血脂症患者406人，伴有高血壓、糖尿病、冠心病等合併症的患者，可同時服用原治療藥物，其結果須血總膽固醇及三酸甘油脂下降8.74 mg／dl、β脂蛋白下降50 mg／dl才屬有效。結果顯示，本品對各種高血脂症均有極顯著的療效，與降血脂藥Clofibrate相比，本品降三酸甘油脂及脂蛋白的療效相似，降膽固醇的療效更優，且無Clofibrate的諸多副作用。

■■■ 冬蟲夏草

現代科學研究發現，冬蟲夏草對脂肪代謝有顯著的影響。實驗白鼠口服冬蟲夏草粉或冬蟲夏草菌粉，均可明顯降低血清膽固醇含量。若以冬蟲夏草醇提液及發酵冬蟲夏草菌皮下注射高血脂症白鼠，能顯著降低其血清膽固醇和三酸甘油脂含量，還可明顯降低血漿脂蛋白，即使對正常小鼠的血清膽固醇含量也有降低效果。

■■■ 螺旋藻

螺旋藻所含的植物性脂肪，80％為不飽和脂肪酸，並含有生物活性物質──螺旋藻多醣和 γ 亞麻酸等成分。不飽和脂肪酸能降低膽固醇；γ 亞麻酸接觸血液中的膽固醇後，能使膽固醇溶解而從動脈硬化蝕斑中溶出，讓膽固醇回到肝臟後排出體外，使血管保持通暢。γ 亞麻酸是一種人體必需的脂肪酸，能參與人體多種基本生理過程，包括調節血脂等功能。日本學者曾對30名高膽固醇、輕微高血壓的男性進行臨床觀察，在保持原有飲食狀況下，食用螺旋藻8週，患者的血清膽固醇、三酸甘油脂均降低，皮下多餘的脂肪也減少。德國研究人員則發現，服用螺旋藻的高血脂症患者不僅能降低膽固醇，體重也會下降。

■■■ 何首烏

　　現代研究顯示，何首烏對血脂和動脈粥狀硬化等均具有特殊作用。在家兔急性高血脂症模型實驗中，何首烏能使其血中高膽固醇加速下降至接近正常水準，且連續投藥7天後，血漿總膽固醇濃度為88.16 ± 10.83 mg／dl，而不給藥的對照組為129.93 ± 11.6 mg／dl。另有動物實驗研究報告表明，在餵飼兔子膽固醇以造成高膽固醇血症模型時，若同時餵何首烏，其血清膽固醇水準較低，所形成的動脈粥狀硬化也較輕。還有研究顯示，何首烏對實驗性動脈粥狀硬化兔子的動脈內膜斑塊形成及脂質沉積也有減輕作用，因為在兔子腸道中，何首烏可減少膽固醇吸收，其所含的蒽醌化合物還能促進腸蠕動，抑制膽固醇在腸道再吸收作用，並能促進膽固醇代謝。何首烏所含的二苯烯化合物也能顯著降低實驗白鼠的血清總膽固醇。

　　以不同濃度的何首烏於體外培養肝細胞，並結合顯微自動放射攝影術，來測得何首烏作用於肝細胞後對肝細胞內膽固醇轉化、排泄的影響，結果顯示，以33 mg／dl的效果最佳；何首烏濃度成倍增加，其在肝細胞內轉化膽固醇、膽汁及排泄的作用反而減弱，呈負比例。

　　值得一提的是，何首烏所含豐富的植物卵磷脂為純天然營養素，它能阻止膽固醇在肝內沉積，也阻止類脂質在

血清中滯留或滲透到動脈內膜，從而可減輕動脈硬化。研究人員認為，何首烏卵磷脂的作用機制，可能是因為其在體內轉為有較強抑制血小板聚集活性能力的溶血卵磷脂和多價不飽和脂肪酸的卵磷脂(EPL)，因此增強血管壁膽固醇酯酶（可水解膽固醇酯）活力，並抑制使膽固醇脂化的乙醯輔酶A膽固醇醯基轉移酶的活性。所以何首烏卵磷脂進入血液，可除掉附著在血管壁上的膽固醇，從而降低血脂和減少動脈粥狀硬化，發揮治療高血脂症、冠心病、高血壓等病症的作用。

■■■ 虎杖

現代研究顯示，虎杖所含的大黃素成分，可減少過多的外源性膽固醇進入體內。臨床報導以虎杖治療高血脂症124例，其降膽固醇有效率為47.1％～100％，降三酸甘油脂有效率為27.2％～83.3％。動物實驗發現，虎杖的有效成分藜蘆酚–3–葡萄糖苷能降低血脂，治療高血脂症，特別是治療高三酸甘油脂血症患者的效果更好；它還可部分抑制白鼠因高脂飲食引起肝中脂質過氧化物（LPO）沉積，並降低肝損害引起的轉胺酶，以及降低血壓、擴張冠狀動脈等。由虎杖中分離出的白藜蘆醇苷，在高血脂症兔模型及正常白鼠實驗中，可見到其降血脂的作用。

■■■ 絞股藍

　　現代研究顯示，絞股藍能降血脂、降血壓、增加冠狀動脈和腦部血流量，在防治動脈粥狀硬化、高血壓、冠心病、腦中風、糖尿病及肥胖症等的療效顯著。經由動物實驗發現，濃度各為0.5％、0.25％的絞股藍水提取物，可以降低白鼠血清和肝臟的總膽固醇、三酸甘油脂，並促進脂蛋白代謝。有肥胖、脂肪肝和體內脂肪沉積現象的白鼠，將絞股藍萃取的絞股藍總皂苷添加在飼料中或灌餵，體重會明顯降低接近正常水準，也顯著降低其血清總膽固醇含量，效果相當於降血脂藥Clofibrate。經由臨床研究發現，絞股藍總皂苷不但降低血清膽固醇和三酸甘油脂，還能顯著降低低密度脂蛋白和極低密度脂蛋白的含量，並升高高密度脂蛋白的含量。

■■■ 陳皮

　　現代研究顯示，陳皮含橙皮苷、川陳皮素、檸檬烯、α-蒎烯、β-蒎烯、β-水芹烯等有效成分，具有降血脂和防治動脈粥狀硬化的作用。橙皮苷用於實驗性高血脂症兔，有降低血清膽固醇的作用，並明顯地減輕和改善其主動脈粥狀硬化病變。陳皮還能疏肝理氣、消積化滯。

■■■ 玉竹

　　此為百合科多年生植物玉竹的根莖，是一味養陰生津的良藥。現代研究顯示，玉竹含有鈴蘭苦苷，能預防三酸甘油脂上升，對高三酸甘油脂血症有一定的治療作用，對動脈粥狀硬化斑塊形成也有緩解效果。

■■■ 決明子

　　現代研究發現，決明子能抑制血清膽固醇升高和動脈粥狀硬化斑塊形成，有降低血漿總膽固醇和三酸甘油脂的作用。在白鼠實驗中，決明子可使白鼠的血漿總膽固醇和三酸甘油脂分別降低29％和73％，白鼠肝中的三酸甘油脂和血小板聚集也分別降低49％和59％。而且決明子能明顯增加高膽固醇血症小鼠的血清高密度脂蛋白膽固醇含量，即明顯改善體內膽固醇的分布狀況，對於膽固醇最終被轉運到肝臟進行最後處理十分有利。臨床研究發現，取決明子30克，水煎取汁，分2次服，治療高膽固醇血症100例，其中大多數患者用藥後均有不同程度的改善。用藥2週後，血清膽固醇降到正常值的為82％；4週後，降至正常值的為96％，總有效率達98％，血清膽固醇值平均下降93mg／dl。

■■■ 荷葉

　　荷葉具有降血脂、降膽固醇的作用，對治療動脈粥狀硬化、冠心病有效。醫療機構曾以荷葉煎劑或浸膏治療高血脂症235例，其降血膽固醇有效率為55.8％～91.3％，平均下降39.06 mg／dl；降脂蛋白有效率則為79.1％。另據報導，將荷葉中提取的生物鹼及黃酮製成浸膏片，在臨床應用上有降血脂和降膽固醇的作用，能用以治療高血脂症、肥胖症等。

■■■ 澤瀉

　　現代研究顯示，澤瀉含澤瀉醇及其乙酸脂等三萜類成分，還含有植物血細胞凝集素類物質澤瀉素、大量的卵磷脂、少量的生物鹼、天門冬素和植物類固醇等，具有良好的降血脂作用，在對高血脂症的臨床和實驗研究上均得到證實。澤瀉降膽固醇的作用和降血脂藥Clofibrate相似，降三酸甘油脂的作用稍低於Clofibrate，但因副作用小，易為患者接受。有人以澤瀉湯加味（澤瀉30公克，炒白朮15公克，製何首烏30公克，決明子30公克，生大黃6公克）治療高血脂症，膽固醇下降50.13 mg／dl，三酸甘油脂下降49.21 mg／dl，與治療前相比較有顯著差異。

■■■ 薑黃

　　由高血脂症白鼠實驗得知，薑黃具有降膽固醇、三酸甘油脂及脂蛋白的作用。實驗研究發現，薑黃乙醚提取物、薑黃醇提取物及揮發油、薑黃素等，都有降低血膽固醇、三酸甘油脂和脂蛋白的功能，以降三酸甘油脂最有效果；其中尤以醇提取物及薑黃素的作用最明顯，且對血小板聚集有抑制作用，薑黃素還能增進纖溶活性。不過薑黃有興奮子宮的作用，能使子宮收縮，因此孕婦應慎用。

■■■ 丹參

　　現代中藥研究結果顯示，丹參對血脂和動脈粥狀硬化具有特定作用，丹參注射液可使部分患者的膽固醇下降。據動脈粥狀硬化動物實驗發現，服用丹參組與對照組的主動脈粥狀硬化面積差異極為顯著，前者的主動脈壁膽固醇含量也顯著低於後者；停止進食高膽固醇飼料6週後復查兩組，服用丹參組的三酸甘油脂及低密度脂蛋白均顯著低於對照組。此外，複方丹參對高血脂症家兔實驗模型的血清膽固醇、三酸甘油脂、β脂蛋白也有明顯的降低作用，丹參及白花丹參則能抑制家兔實驗性冠狀動脈大分支粥狀斑塊形成。

■■■ 蒲黃

　　蒲黃所含的不飽和脂肪酸及槲皮素，均具有良好的降低血脂和防治動脈粥狀硬化的作用。此外，蒲黃的三十一烷醇-6具有降三酸甘油脂的作用；β-穀固醇及其棕櫚酸脂則是降膽固醇的有效成分，還可抑制血管平滑肌細胞增殖；β-穀固醇葡萄糖苷可作用於與動脈粥狀硬化密切相關的多種環節。這說明了蒲黃降血脂和抗動脈粥狀硬化的功效是各種有效成分綜合作用的結果。蒲黃的抗食餌性高膽固醇血症功能，是藉由抑制腸道吸收食物中的膽固醇或膽汁中的膽固醇來實現，並不是透過增加膽固醇排出量來實現。此外，蒲黃的降血脂作用還與其啟動巨噬細胞功能相關。蒲黃的降低總膽固醇、升高高密度脂蛋白膽固醇以及降低血小板黏附和聚集的作用，比每天服用300毫克的阿斯匹靈效果更好，同時對血管內皮細胞有保護作用，並能抑制動脈粥狀硬化斑塊形成。

■■■ 銀杏葉

　　銀杏葉含有重要藥理活性作用的成分有兩大類：銀杏黃酮苷和銀杏苦內酯。它們別具一格的作用機制與目前臨床上一些常用的心腦血管疾病治療藥物不相同。

其一是銀杏黃酮苷具有對付自由基的高強本領。銀杏黃酮苷已證實能有效地對抗和消除自由基，並發揮延緩衰老的良好作用。所以銀杏葉也用於預防和醫治早期老年失智症患者，在幫助恢復和改善記憶力的作用十分明顯。其二是銀杏苦內酯能選擇性抵抗血小板活化因數。血小板活化因數是人體內一種很強的可引發血小板聚集和形成血栓的內源性活性物質，是誘發心腦血管疾病（特別是引起腦中風、心肌梗塞）的隱形殺手，危險性很高，而銀杏苦內酯正是血小板活化因數的剋星。其三是銀杏苦內酯和銀杏黃酮苷兩者能發揮協同作用，擴張血管、增加血流量，改善心腦血管血液循環，在缺氧情況下保護腦和心肌細胞；此外可降低血中的三酸甘油脂，並提高高密度脂蛋白含量，提高紅血球超氧化物歧化酶的活性。因此，銀杏葉對冠心病、心絞痛、高血脂症等患者有良好的功效。

■■■ 女貞子

現代研究顯示，女貞子具有降低膽固醇及三酸甘油脂、抗動脈粥狀硬化及降血糖的作用。其含有的齊墩果酸可加速血小板細胞的流動性，減弱血小板間的碰撞，使其不易黏連和聚集，更不易沉積在血管內膜，因此能降低脂質沉積，減緩或防止血栓形成。

■■■ 人參

　　經由科學研究發現，人參具有明顯的降脂及抗動脈粥狀硬化的作用。所含的人參皂苷可促進正常動物的脂質代謝，加速膽固醇及血中脂蛋白的生物合成、分解、轉化及排泄，最終可降低血清膽固醇，所以當動物發生高膽固醇血症時，人參皂苷能使其下降。為飼餵高膽固醇飲食的白鼠灌服適量的紅參提取物或人參皂苷，結果可使白鼠的血清總膽固醇、三酸甘油脂和非酯化脂肪酸明顯減少，血清高密度脂蛋白膽固醇升高，動脈粥狀硬化指數明顯降低，血清磷脂增加，而血清脂類過氧化物無明顯變化。血中高膽固醇的實驗家兔若給予人參皂苷，其血脂會降低，且膽固醇／磷脂比值也降低，肝臟中脂肪浸潤、動脈粥狀硬化程度均有明顯改善。

　　其他的動物實驗發現，紅參粉末能降低高膽固醇血症鼠的動脈粥狀硬化指數，人參莖葉皂苷和人參多醣對高血脂症鼠有降血脂的作用。研究也發現，人參皂苷Rb_2對膽固醇有異化作用和促進排泄作用，對三酸甘油脂則促進其轉入脂肪組織中。人參皂苷Rb_2能使糖尿病鼠的血醣、血清三酸甘油脂、極低密度脂蛋白、游離脂肪酸、非酯化脂肪酸、總膽固醇及酮體均降低，使高膽固醇鼠的總膽固醇、游離膽固醇、低密度脂蛋白膽固醇降低，高密度脂蛋

白膽固醇升高，動脈硬化指數改善，而且一次腹腔注射就有效果，多次用藥的作用更加顯著。

臨床應用研究顯示，人參對健康人及高血脂症患者均有降血脂的作用。曾有研究對67名高血脂症患者給予紅參粉2.7公克／日，連續服用3～24個月，結果血中總膽固醇在3～6個月內顯著下降，血清高密度脂蛋白膽固醇在3～24個月內顯著升高，動脈粥狀硬化指數下降，三酸甘油脂、游離脂肪酸及過氧化脂質均顯著下降。這些研究都表明，人參——特別是人參皂苷Rb2——能改善血脂，降低血中的膽固醇和三酸甘油脂，升高血清高密度脂蛋白膽固醇，降低動脈硬化指數，對於高血脂症、血栓症和動脈硬化有治療價值。

■■■ 紅花

現代研究顯示，紅花含有紅花苷、紅花油、紅花黃色素、亞麻油酸等，具有擴張冠狀動脈和降低血壓、血清總膽固醇、三酸甘油脂的作用。動物實驗中讓高膽固醇血症的兔子服用紅花油，每日每千公克體重1毫升用藥，結果可明顯降低其血清總膽固醇和三酸甘油脂值。若是成人用量則為每日3次，每次20毫升，拌於菜餚中服用，連續4～5個月，降膽固醇有效率為72％。

■■■ 三七

　　許多學者認為，三七不僅是止血活血良藥，而且也是降脂保健的補益妙品。三七的價格遠低於人參，但在心血管疾病防治方面毫不遜色。三七的主要藥理作用是補血強壯，增強體質而不增加體重，更為現代文明病患者所樂於接受，可實際運用於日常的食療餐飲。

　　現代臨床應用上，每次口服0.6公克三七粉，每天3次，用以治療高血壓、冠心病、腦動脈硬化及高膽固醇患者，發現三七有降低血脂的作用。有臨床研究報導指出，用生三七片治療高血脂症，其降膽固醇及三酸甘油脂的效果與降血脂藥Clofibrate相較，不僅有明顯療效，而且無後者所引發的肝功能受損或GPT升高的副作用。

■■■ 靈芝

　　現代研究顯示，靈芝能調節神經系統功能，增進冠狀動脈血流量，加強心肌收縮能力，降壓降脂，促進血紅蛋白合成，保護肝細胞，提高人體免疫功能，可以明顯地減輕實驗性高血脂症，對動脈粥狀硬化形成也有一定的抑制作用。在臨床應用上降膽固醇有效率約86％，降三酸甘油脂有效率達50％～71％，適用於老年虛證高血脂症。

■■■ 大黃

　　大黃含有大黃素、大黃酸、大黃酚、大黃素甲醚等蒽
衍生物，具有降低血壓和膽固醇的作用。大黃的活性物
質白藜蘆醇能抑制膽固醇吸收；兒茶素等則能降低毛細血
管通透性，增加內皮的緻密性，限制有害脂質進入血管內
膜，從而降低血液黏滯度，提高血漿滲透壓，這種稀釋血
液的功能，還可以減少脂質沉積。此外，大黃還能增加膽
汁分泌，促進膽汁排泄，使膽固醇在腸內被還原成類固醇
而排出體外的量增加。

　　動物實驗發現，大黃多醣可使高血脂症鼠的血清和肝
臟中的總膽固醇和三酸甘油脂明顯降低，學者認為這可能
與厭食和緩瀉有關。實驗研究中還發現，大黃的醇提取物
有明顯降低血清總膽固醇的作用。此外，現代臨床應用研
究中發現，生大黃與熟大黃（製大黃）具有明顯的減肥作
用，其降血脂和減肥的機制可能與蒽醌類、兒茶素類化合
物及大黃多醣等都相關。臨床給予高血脂症患者口服大黃
粉，每次0.25公克，每天4次，以1個月為一療程，降低膽
固醇有效率為84％，三酸甘油脂也有一定程度下降。尤其
生大黃有攻積通便、活血化瘀的功能，所以尤其適用於大
便乾結的高血脂症患者。

（二）降血脂的中藥方劑

雖然同是高血脂症，但各人的體質狀況不一樣，中醫向來重視「辨證論治」，所以依照個體特徵來選用方劑，才能收到良好療效。

■■■ 肥胖、混濁內困的高血脂症

澤瀉、決明子各15公克，荷葉10公克，蒼朮9公克，水煎代茶飲。或仙人掌、車前草各30公克，水煎服用。

■■■ 高血脂症伴習慣性便祕

取生首烏、生決明子、虎杖，水煎取汁代茶飲，可增加排便次數，加快脂類排出體外。

■■■ 痰濕內阻證

血脂增高，兼形體肥胖、倦怠納呆、腹脹便溏症狀。方用澤瀉湯加減：澤瀉、生首烏、決明子各30公克，白朮15公克，生大黃6公克，每天1劑，水煎服用。

■■■ 瘀血阻滯證

　　血脂增高，兼胸悶胸痛、形體肥胖。方用桃紅四物湯加減：桃仁、紅花、川芎、鬱金（郁金）各10公克，當歸、全瓜蔞各15公克，丹參30公克，枳殼、丹皮各9公克。或用三七複方：三七3公克，山楂24公克，澤瀉18公克，虎杖、決明子各15公克。每天1劑，水煎服用。

■■■ 脾腎虧虛證

　　血脂增高，兼腰膝酸軟、耳鳴眼花、倦怠乏力。方用清脂湯加減：生首烏、菟絲子、女貞子、黃精各12公克，山楂、澤瀉各15公克，茯苓、補骨脂各10公克，每天1劑，水煎服用。或飲烏龍茶，每次1～2袋，每天3次。或用何首烏、桑寄生各30公克，枸杞子15公克，水煎取汁代茶飲。

■■■ 脾虛瘀血證

　　脾虛瘀血證的高血脂症患者，可取用北黃芪15公克，山楂20公克，水煎服用。

（三）降血脂的民間驗方

■■■ 螺旋藻粟米粥

材料：螺旋藻粉10公克，粟米100公克。

作法：粟米淘洗淨，放入砂鍋，加適量水，大火煮沸，改以小火煨煮30分鐘。待粟米酥爛、粥稠時，調入螺旋藻粉，拌勻即成。

服法：早、晚2次分服。

功效：降脂降糖，健脾減肥。適用於高血脂症。

■■■ 荷葉粟米粥

材料：荷葉細末15公克，紅棗15枚，粟米100公克。

作法：1.紅棗、粟米洗淨，放入砂鍋，加適量水，大火煮沸，改以小火煨煮30分鐘。

2.調入荷葉細末，繼續以小火煨煮至粟米酥爛後，加入紅糖，拌勻即成。

服法：早、晚2次分服。

功效：補虛益氣，通脈散瘀，降血脂。適用於高血脂症。

■■■ 陳皮枸杞粟米粥

材料： 陳皮15公克，枸杞子15公克，粟米100公克。

作法： 1. 陳皮洗淨，曬乾或烘乾，研成細末備用。

2. 枸杞子、粟米分別洗淨，同放入砂鍋，加適量水，大火煮沸，改以小火煨煮30分鐘。待粟米酥爛、粥將成時，調入陳皮細末，拌和均勻，再以小火煨煮至沸即成。

服法： 早、晚2次分服。

功效： 滋補肝腎，化痰降脂。適用於高血脂症。

■■■ 三七山楂粥

材料： 三七3克，山楂（連核）30公克，粟米100公克。

作法： 1. 三七洗淨，曬乾或烘乾，研成極細末備用。山楂洗淨，切薄片待用。

2. 粟米淘洗淨，放入砂鍋，加適量水，先以大火煮沸，加入山楂片，改以小火共煨至粟米酥爛、粥黏稠時，調入三七粉，拌勻即成。

服法： 早、晚2次分服。

功效： 消食導滯，化瘀降脂。適用於高血脂症，對中老年氣血瘀滯型高血脂症患者尤佳。

■■■ 花生桑葉荷葉粥

材料：桑葉10公克，鮮荷葉1張，花生仁50公克，粳米100
　　　公克，白糖適量。

作法：1.桑葉、鮮荷葉洗淨，水煎取汁去渣。

　　　　2.花生仁、粳米洗淨入鍋，加適量水煮粥。粥將
　　　　　成時倒入桑葉荷葉汁，調入白糖，稍煮即成。

服法：早、晚餐溫熱食用。

功效：降血壓，降血脂，散瘀血，解暑熱。適用於高血脂
　　　　症、高血壓、肥胖症等。

■■■ 花生決明子粥

材料：決明子15公克，花生仁、粳米各50公克，冰糖適
　　　量。

作法：1.決明子下鍋炒至微有香氣，取出待冷，放入砂
　　　　　鍋內，加適量水煎煮，去渣取汁。

　　　　2.花生仁、粳米淘洗淨，下鍋加水煮粥。粥將熟
　　　　　時倒入決明子汁，調入冰糖，再煮片刻即成。

服法：每天1劑，5～7天為一療程。適合春、夏食用。

功效：清肝，明目，通便。適用於高血壓、高血脂症及習
　　　　慣性便祕等。大便泄瀉者忌食。

■■■ 大黃紅棗粥

材料：製大黃15公克，紅棗10枚，粟米100公克。

作法： 1. 製大黃洗淨，切片，曬乾或烘乾，研成極細末備用。紅棗洗淨，溫水浸泡片刻，待用。

　　　　 2. 粟米洗淨，放入砂鍋，加適量水，大火煮沸，倒入浸泡的紅棗，繼續以小火煨煮至粟米酥爛、粥稠時，調入製大黃細末，拌勻，煨煮至沸即成。

服法：早、晚2次分服。

功效：攻積祛瘀，活血降脂。適用於高血脂症，對中老年脾虛濕盛、氣血瘀滯型高血脂症患者尤佳。

■■■ 三七首烏粥

材料：三七5公克，製何首烏30～60公克，大棗2～3枚，粳米100公克，冰糖適量。

作法： 1. 三七、何首烏洗淨，放入砂鍋煎汁，去渣。

　　　　 2. 取三七何首烏汁與粳米、大棗、冰糖同煮粥。

服法：早、晚餐服食。服食期間忌吃蔥、蒜。

功效：益腎養肝，補血活血，降血脂，抗衰老。適用於高血脂症。大便溏薄者忌服。

■■■ 決明子核桃芝麻羹

材料： 決明子30公克，核桃仁30公克，黑芝麻30公克，薏仁50公克，紅糖10公克。

作法： 1. 決明子、黑芝麻分別洗淨，曬乾或烘乾，決明子敲碎，與黑芝麻同下鍋以微火翻炒出香，趁熱共研為細末備用。核桃仁洗淨，晾乾後研成粗末待用。

2. 薏仁淘洗淨，放入砂鍋，加適量水，大火煮沸，改以小火煨煮成稀黏糊狀。加紅糖，調入核桃仁粗末，拌勻，再調入決明子、黑芝麻細末，小火煨煮成羹即成。

服法： 早、晚2次分別服食。

功效： 補益肝腎，滋陰降脂。適用於高血脂症，對中老年肝腎陰虛高血脂症患者尤佳。

■■■ 大黃蓮棗薏仁羹

材料： 製大黃5公克，蓮子30公克，紅棗10枚，薏仁50公克，紅糖20公克。

作法： 1. 製大黃洗淨切片，曬乾或烘乾，研細末備用。

2. 蓮子、紅棗、薏仁分別洗淨，同放入砂鍋，溫

水浸泡30分鐘，酌量加清水和勻，大火煮沸，改以小火煨煮至蓮子、薏仁、紅棗酥爛呈羹狀。調入製大黃細末及紅糖，攪拌均勻，再煮至沸即成。

服法：早、晚2次分服，或當點心，當日吃畢。

功效：清熱解毒，攻積祛瘀，活血降脂。適用高血脂症，對中老年肝腎陰虛、脾虛濕盛型高血脂症尤佳。

■■■ 蟲草鯽魚湯

材料：冬蟲夏草3公克，鮮鯽魚250公克，清湯、蔥花、薑末、五香粉、麻油、黃酒各適量。

作法： 1. 冬蟲夏草洗淨，盛碗備用。

2. 宰殺鮮鯽魚，去鰓、鱗及內臟，洗淨，放入蒸碗內。取冬蟲夏草分放在鯽魚腹中或體表，加蔥花、薑末、黃酒及少許鹽，倒入足量清湯，上籠屜大火蒸30分鐘。

3. 待鯽魚酥爛，取出，加少許味精、五香粉，淋上麻油，即成。

服法：佐餐當湯，隨意服食。喝湯吃魚肉，嚼食蟲草，當日吃畢。

功效：補虛健脾，化痰降濁，活血降脂。適用高血脂症。

■■■ 蒲黃蘿蔔海帶湯

材料：鮮白蘿蔔250公克，海帶20公克，蒲黃10公克，
　　　　鹽、味精、五香粉、大蒜（青）末、麻油各適量。

作法：1.海帶泡發12小時，洗淨，切成菱形斜塊，盛碗
　　　　　備用。蘿蔔洗淨，刨皮，除葉蓋及根，剖片後
　　　　　切條。蒲黃以紗布包裹備用。

　　　　2.蘿蔔與海帶同入砂鍋，加適量水，大火煮沸，
　　　　　加入蒲黃，改以小火煨煮30分鐘。

　　　　3.取出蒲黃包，繼續煨煮至蘿蔔條酥爛，加鹽、
　　　　　味精、五香粉及大蒜末，拌勻，淋入麻油即
　　　　　成。

服法：佐餐當湯，隨意食用。喝湯，嚼食蘿蔔、海帶，當
　　　　日吃畢。

功效：清熱解毒，化痰降濁，化瘀降脂。適用高血脂症。

■■■ 何首烏牛肉湯

材料：製何首烏30公克，鮮嫩牛肉150公克，熟竹筍30公
　　　　克，紅棗10枚，黃酒、清湯或雞湯、鹽、味精、五
　　　　香粉、太白粉、蔥花、薑末、麻油各適量。

作法：1.何首烏洗淨，切薄片。紅棗泡發備用。牛肉洗

淨後切薄片，以太白粉略抓揉，盛碗待用。

2. 熟竹筍切薄片，下油鍋煸炒片刻，加入牛肉片，滑散後烹入黃酒，加適量清湯或雞湯，再加入何首烏片及紅棗，加蔥花、薑末，燜燒20分鐘。

3. 待牛肉熟爛，加鹽、味精、五香粉，以太白粉勾薄芡，淋入麻油即成。

服法：佐餐當湯，隨意服食。喝湯吃牛肉，嚼食首烏片及紅棗，當日吃畢。

功效：補氣益血，滋陰降脂。適用於高血脂症，對虛證患者尤佳。

■■■ 何首烏山楂湯

材料：何首烏30公克，山楂20公克，紅糖少許。

作法：1. 何首烏、山楂分別洗淨，切薄片，同放入砂鍋，加水濃煎兩次，每次30分鐘。

2. 合併兩次濾汁，去渣後再倒回砂鍋，濃縮至300公克，即成。

服法：早、晚2次分別服食，可加少許紅糖調味。

功效：補益肝腎，養血滋陰，降脂降壓。適用高血脂症。

■■■ 虎杖拌蘑菇

材料： 虎杖嫩芽100公克，蘑菇30公克，鹽、味精、五香粉、紅糖、醋各適量。

作法： 1. 虎杖嫩芽去外皮，洗淨，沸水略焯燙，細切成1公分長的小段，盛碗備用。

2. 蘑菇泡發，洗淨，沸水焯1分鐘，取出瀝去水分，撕成條狀或切細條狀，盛碗，加鹽、味精、五香粉、紅糖、醋等調味，拌勻即成。

服法： 佐餐當小菜，當日吃畢。

功效： 清熱解毒，補虛活血，升血降脂。適用高血脂症。

■■■ 三七百合煨兔肉

材料： 三七5公克，百合30公克，兔肉250公克，黃酒、蔥花、薑末、鹽、味精、五香粉各適量。

作法： 1. 三七洗淨，切片，曬乾或烘乾，研成極細末，備用。百合洗淨，略浸清水片刻，待用。

2. 兔肉洗淨，切小塊，放入砂鍋，加適量水，大火煮沸，去浮沫，加百合、黃酒、蔥花、薑末，改以小火煨煮。

3. 至兔肉、百合熟爛酥軟，趁熱調入三七粉，加

適量鹽、味精、五香粉，拌勻即成。

服法：佐餐當菜，隨意服食。喝湯吃兔肉，嚼食百合。

功效：清熱除煩，化痰降濁，活血降脂。適用高血脂症，對陰虛陽亢型高血脂症患者尤佳。

■■■ 首烏玉米餅

材料：玉米粉100公克，粟米粉、糯米粉各60公克，何首烏粉、葛根粉各30公克，紅糖20公克，蔥花、薑末、鹽、味精、植物油各適量。

作法：1. 材料中的5種粉混合均勻，調入紅糖，加適量溫開水揉合，分成8個粉團，桿成8個粉餅，過程中加適量的植物油及蔥花、薑末、鹽、味精等。

2. 取適量植物油均勻塗刷平底煎鍋面，再將粉餅逐個放入，以小火邊煎邊烘烤。待粉餅煎烤至酥香鬆軟即成。

服法：作主食食用。

功效：滋陰養血，補虛降脂。適用於高血脂症。

（四）降血脂的常用西藥

許多高血脂症患者並非生來就有，多數是暴飲暴食所致。因此高血脂症患者首先應採用非藥物治療；經非藥物治療後血脂仍未達到理想值的患者，才給予藥物治療。至於選擇哪類調血脂藥好？一般來說，屬於血清總膽固醇、低密度脂蛋白膽固醇增高的患者，首選是Statin類藥物；若是三酸甘油脂升高、高密度脂蛋白膽固醇降低的患者，首選是纖維酸類藥物。但是這兩類類藥物不可同時使用！高血脂症治療需要醫生根據病情確定使用何種藥物，更重要的是患者在服藥過程中的不良反應要及時詢問醫生，才能提高療效，讓藥物的毒副作用降到最低。調節血脂的藥物種類很多，就其化學結構特點與主要調節血脂功能相結合來分類，可將常用的種類及製劑分為下列幾類。

■■■ 膽酸結合劑

本類藥物的調節血脂機制，主要是阻止腸道吸收膽酸或膽固醇，並加速隨糞便排出，促進膽固醇降解。這類藥包括樹脂類、新黴素類、γ–穀固醇及活性碳等。新黴素類及γ–穀固醇因為毒副作用大或療效欠理想，實際上已經淘汰。活性碳確切療效與安全性尚待進一步證實。

目前臨床應用主要為膽酸結合樹脂類，適合於除純合子家族性高膽固醇血症以外的任何類型高膽固醇血症，但對高三酸甘油脂血症無效；至於對血清總膽固醇與三酸甘油脂都偏高的混合型血脂異常患者，須與其他類型的調節血脂藥合用才能奏效。主要的膽酸結合劑有Colestipol、Cholestyramine、Divistyramine。

■■■ 纖維酸類

本類藥物主要是藉由抑制腺苷酸環化酶，使脂肪細胞內環磷酸腺苷（CAMP）含量減少，抑制脂肪組織水解，使血中非酯化脂肪酸含量減少，肝臟的極低密度脂蛋白合成及分泌也減少。同時它可使脂蛋白酯酶的活性增強，加速極低密度脂蛋白及三酸甘油脂的分解代謝。這些作用最終使血中的極低密度脂蛋白、三酸甘油脂、低密度脂蛋白及總膽固醇等含量減少。此外，它還可抑制肝細胞對膽固醇的合成，並增加膽固醇從腸道排泄，因而使血中總膽固醇含量減少。目前使用的纖維酸類藥物有：Bezafibrate、Clofibrate、Fenofibrate、Gemfibrozil、Aluminum Clofibrate、Simfibrate、Ciprofibrate、Etofibrate等。它們調節血脂的能力和劑量差別較大。

■■■ Statin類

又稱為HMG–CoA還原酶抑制劑。這類藥是較新型的調節血脂藥。Statin類能抑制肝臟膽固醇合成作用，主要是降低膽固醇和低密度脂蛋白，同時有降低三酸甘油脂和升高高密度脂蛋白的效果。本類藥物主要有Lovastatin、Atorvastatin Calcium、Simvastatin、Pravastatin等。Statin類可使血清總膽固醇降低25％～35％，低密度脂蛋白減少30％～40％，但對降低三酸甘油脂和升高高密度脂蛋白較沒有影響，所以目前主要用於防治高膽固醇血症。

Statin類不僅能有效降低膽固醇和低密度脂蛋白值，還能顯著降低與血脂密切相關的冠狀動脈粥狀硬化的發病率和死亡率，並具有抗氧化、抗炎、抑制細胞增殖、免疫抑制、調節血管內皮細胞的舒縮功能、抑制血小板聚集等作用，如今已成為冠心病預防和治療領域的焦點。

Statin類藥物在調節血脂的同時，還可促進骨合成代謝，增加新骨形成和骨密度，因而降低骨質疏鬆患者發生骨折的危險，防止應用皮質激素引起骨壞死症狀。因此對血脂異常伴有骨質疏鬆或自身免疫性疾病而需用皮質激素類藥物治療的中老年患者而言，無疑是一類極具優勢的藥物，可獲得一舉兩得的用藥效果。

■■■ 菸鹼酸及其衍生物

(1)菸鹼酸

　　屬於維生素B群。本藥物當其用量超過維生素作用的劑量時，有明顯的調節血脂作用。菸鹼酸調節血脂的療效及劑量與服藥前的血脂值有關，如果血脂值異常較明顯，服藥劑量宜適度增大，療效也更明顯。

(2)Acipimox

　　一種新的人工合成菸鹼酸衍生物，其適用範圍類似菸鹼酸，但抗脂肪分解作用的持續時間較長，效能也較強。

(3)六菸鹼酸肌醇（Inositol Hexanicotinate）

　　是由1分子肌醇與6分子菸鹼酸結合而成的酯類。該藥從腸道吸收後，在體內緩慢代謝，逐漸水解成菸鹼酸和肌醇，然後發揮作用。它能緩和且持久地擴張周邊血管，改善脂質代謝，並有溶解纖維蛋白、溶解血栓和抗凝血等作用。本藥物調節血脂的適應證與菸鹼酸相同。

■■■ Pantethine

　　本藥調節血脂的能力中等，與Acipimox調節血脂的幅度相似。其優點是副作用小而輕，對肝腎功能未見損害作用，且停藥後1個月仍能保持明顯的調節血脂效果。

■■■ Probucol

這種藥物具有高度脂溶性，能在脂肪組織中蓄積，停藥後逐漸從脂肪組織中釋出，作用可維持數週，停藥6個月後尚可在脂肪組織和血中測得，主要隨膽汁從糞便中排出。本藥使用在動物與人體上，都證明有降低總膽固醇及低密度脂蛋白的作用，但同時也會使血清高密度脂蛋白降低，對三酸甘油脂則無影響。其調節血脂的機制，至今還未能闡明。

■■■ ω–3脂肪酸

以深海魚油中含量最為豐富，含大量DHA（二十二碳六烯酸）和EPA（二十碳五烯酸）。深海魚油調節血脂的機制目前尚不十分明瞭。它能抑制肝內脂質及脂蛋白的合成，促進膽固醇從糞便中排出，還能擴張冠狀動脈，減少血栓形成，延緩動脈粥狀硬化的進程，減低冠心病的發病率。這很可能是經由影響前列腺素代謝、改善血小板及白血球功能而發揮其作用。所以大量食魚的愛斯基摩人及北極居民，冠心病發病率很低。

目前已生產多種濃縮魚油製劑，但作為藥品用於臨床的僅數種。除調節血脂作用外，深海魚油製劑還有抑制血

小板聚集及延緩血栓形成的作用。有資料顯示，ω−3脂肪酸有助於經皮穿腔冠狀動脈血管成形術（PTCA）術後防止冠狀動脈再狹窄，但其可靠性尚待進一步驗證。

■■■ 彈性蛋白酶

這是由胰臟提取或由微生物發酵產生的一種易溶解的蛋白酶，由240個胺基酸組成的胜肽（多肽）。它能抑制膽固醇合成及促進膽固醇轉化成膽酸，從而使血清總膽固醇下降。此外，它還有抗動脈粥狀硬化及抗脂肪肝的作用。本藥主要用於除純合子家族性高膽固醇血症以外的高膽固醇血症。

■■■ 其他藥物

其他多種多樣的調節血脂藥，如燕麥片、山楂丸、亞麻油酸、橡膠種子油、蠶蛹油、月見草油、藻酸雙酯鈉和絞股藍片等，由於臨床研究資料目前還太少，結果也不一致，其安全性及實際療效尚待進一步驗證。

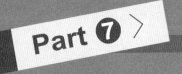

5分鐘
運動降血脂法

哪些日常運動有益降血脂？

健走、跑步、騎自行車、爬山、游泳……

這些運動如何發揮降血脂的作用？

進行這些運動時又要注意哪些事項？

每天只需5分鐘，翻開本章您將會知曉……

生命在於運動，經常運動會使人氣血調和，百脈通暢，臟腑功能旺，體魄健壯，肌肉結實，關節靈活，精神愉悅，思維敏捷，從而增強抵抗力，減少疾病。對高血脂症患者來說，運動確實有較明顯的防治效果。以下為您介紹幾種有利於降脂的運動。

■■■ 健走

對高血脂症患者而言，健走運動最易進行，不僅在節奏、時間上靈活且好掌握，而且副作用小，又不需要特殊設備和環境條件。一般來說，只要腿腳行動自如，並且無嚴重器質性疾病者，皆可輕鬆做到。健走的適用對象、練習要點、注意事項分述如下：

（1）適用對象

中度以上以及併發肥胖症、高血壓、冠心病、糖尿病、潰瘍的高血脂症患者。

（2）練習要點

①每次健走宜持續30分鐘左右。

②健走速度以每分鐘60～100步為宜。

③健走時，呼吸要平穩，脈搏數每分鐘不大於170減年齡數。例如65歲的人，其健走時的脈搏數不應大於每分鐘105次（即170-65=105）。

（3）注意事項

①由於健走是一種全身性的有氧運動，因此最好選擇空氣清新、道路平坦、有陽光和樹木的場所進行。

②年老體弱者應該結伴同行。

③高血脂症伴有嚴重心肺功能不全或嚴重高血壓的患者，不適合到戶外健走。

■■■ 騎自行車

騎自行車是一種眼、手、身、腿並用的全身性運動，有益於提高心肺功能和消化功能，還能促進血液循環和新陳代謝，適合中老年高血脂症患者。運用慢中速運動量，每小時10～15公里，每天練習30～60分鐘，可達到降血脂兼減肥作用。騎自行車消耗的能量與路面坡度和負載有關，如果體力足夠，要增加運動強度，可選擇有一定坡度的路段，或加重負載。騎自行車的注意要點如下：

①在人群較密集處，騎速不可太快，以防碰撞跌倒。

②騎車前要檢查車況，如煞車、車鈴、輪胎等，防止運動過程出現意外。

③雨霧冰雪等不良天氣，應暫時停騎。

④若騎車時出現心慌、氣悶、頭昏等不適症狀，要立即停車休息，必要時須去醫院檢查診療。

■■■■ 慢跑

　　慢跑也是一項有氧運動，可分為短距離、中距離、長距離等。對於高血脂症（與肥胖症等）患者來說，在沒有其他併發症的情況下，以中距離慢跑最為適宜。中距離慢跑運動的強度小、時間長、耗氧量低，可從有氧氧化過程中獲得能量，吸入的氧量也基本滿足運動的需要。曾有學者對美國200名馬拉松運動員進行血脂檢查，發現跑得最多的人，血液中產生的高密度脂蛋白最多，而高密度脂蛋白為清除血液循環中膽固醇的重要成分。由此可見，堅持中距離慢跑運動對高血脂症有益。

　　慢跑的適用對象及練習要點分述如下：

（1）適用對象

　　輕度及中度高血脂症患者。對高血脂症伴有輕度或中度肥胖症患者也有良好的降脂減肥效果。

（2）練習要點

①正確的慢跑姿勢為雙手微握拳，雙臂自然下垂擺動，腿不宜抬過高，身體重心要穩，步伐均勻有節奏，且應以前腳掌著地而不能以足跟著地。

②慢跑持續時間應在20分鐘以上。如果依每分鐘跑150公尺可消耗8大卡熱量來計算，20分鐘就可消耗160大卡。

③慢跑前先做3～5分鐘的暖身運動，如徒手操等。

④慢跑速度控制在每分鐘100～150公尺為宜。

⑤慢跑時自然跑動，全身肌肉放鬆，注意調整呼吸，勻速進行。

⑥制訂每天的跑步計畫，依據事先測定的運動耐量而定。運動耐量是依達到相關年齡運動後最大心跳速率的65％～70％作為運動指標，所以跑步計畫應依個人情況制訂，注意循序漸進，不可操之過急。

⑦慢跑將結束時，逐漸放慢速度直到步行，然後再做一些收操運動。

■■■ 爬樓梯

爬樓梯是一種向上攀登的步行運動，因此相較於一般的步行，其運動強度要大得多。爬樓梯不僅能明顯地增強心肺功能、增強下肢肌力、提高骨關節活動功能，而且對消化系統、內分泌系統也有增強作用。此項運動對中壯年高血脂症患者十分適宜，至於老年高血脂症患者，由於爬樓梯的運動量比步行大，所以每次爬樓梯運動的時間不宜超過10分鐘，中間可適當休息片刻，而且要注意以不引起過度疲勞為限。

■■■ 游泳

　　游泳能增強人體四肢肌力，改善關節功能，改善肺組織彈性，增加橫膈肌的活動度，從而提高呼吸功能，並有明顯改善新陳代謝的作用。對於中老年或伴有肥胖症的高血脂症患者來說，每次游泳時間不宜超過1小時，游泳前先做好暖身運動，且入冷水前要先以冷水擦身，還有不要到水流複雜及河岸陡峭處游泳。至於高血脂症伴有心肺疾病、高血壓、精神疾病及皮膚病等併發症的患者，以及酒後、婦女生理期、飯後等狀態下，均不適宜游泳。

■■■ 跳舞

　　跳舞是一種主動的全身運動，藉由舞蹈來疏通凝滯沉積，引導筋骨舒展，具有極好的保健強身功效。各種舞蹈的跳法導致運動量有極大的差別。一般來說，節奏快、動作幅度大的舞蹈有較好的降脂減肥效果，例如迪斯可舞。跳迪斯可舞的每小時運動量相當於跑8～9公尺，或騎自行車20～25公尺，消耗能量多，加上跳舞時擺動幅度較大，對於中老年高血脂症患者，以及腹、臀、大腿部位肥胖者，可達到降脂減肥的效果。

■■■ 爬山

　　爬山是許多長壽者在各種運動中尤其喜愛的項目，他們的健康長壽，在極大程度上得益於爬山的健身作用。現代研究顯示，爬山對全身各系統都有顯著的作用，可以鍛鍊全身關節和肌肉，並提高心肺功能，提高代謝能力，降低血脂，達到減肥效果，還能促進骨髓的造血功能。

■■■ 消積吐納操

　　做操時，採取坐姿，屈膝成直角九十度為合適。雙腳自然分開，右手握拳，左手抱右拳，將額頭枕於拳心，雙肘則撐在雙膝上或身前桌上。集中注意力，先舒一口氣，然後意想最愉快的事1～2分鐘（呼吸保持自然）。

　　然後意念集中於呼吸上：先隨意吸一口氣。再由口部細、長、均勻地呼出，當呼至八、九成時，停1～2秒，再短呼出，此時意念在收腹，而且儘量收。接著由鼻細、長、均勻地吸氣，至八、九成時，停1～2秒，再短吸一口，同時逐漸挺腹，至最大限度。如此反覆進行15～30分鐘。

■■■ 健美操

　　健美操除了如一般體操對肌肉關節具有鍛鍊作用外，還有保持形體美的特殊作用。選擇適宜的降脂健美操與運動強度，應根據個人的年齡、性別、生活條件、環境、體力及原有的運動基礎，綜合判斷後制訂具體計畫，並在具體實施過程中逐漸增加運動量，運動時間也要逐漸增加到30分鐘以上，才能獲得較為滿意的效果。

　　針對中老年高血脂症患者及肥胖症者伴有頸肩退行性病變、胸腹部脂肪堆積、髖腰部活動不靈等，在此介紹一套降脂健美操。其目的在於消耗體內多餘的脂肪，提高新陳代謝率，改善身體素質，消除精神壓力，保持健美體形，達到降脂減肥與健美強身的雙重目的。

　　進行本套健美操時，一般以消耗320大卡熱量的強度為適宜；如果做操時出現頭暈、心悸等不適反應，就應停止。對中老年高血脂症患者伴有嚴重心、肺、腦疾病以及老年體弱者，不宜做本套降脂健美操。

　　具體操作步驟如下：

(1)轉體運動

　　雙腳開立，與肩同寬。雙手叉腰，上身向左轉至最大限度，還原。依此法再向右轉至最大限度，還原。連續轉體20～40次。

(2)手摸腳踝

雙腳開立，比肩略寬。上身前彎，雙臂側伸展，與地面平行，然後轉肩以左手摸右腳踝部外側，再轉肩以右手摸左腳踝部外側，還原。重複10次。

(3)下蹲起立

雙腳開立，與肩同寬，下蹲，膝關節儘量屈曲，然後起立，再下蹲。連續進行20次。

(4)仰臥起坐

呈仰臥姿勢，雙手上舉向前，帶動身體向上坐起，還原，再坐起。連續進行20次。

(5)對牆俯臥撐

面對牆站立，距牆80公分左右，雙手掌貼牆，做雙臂屈伸練習。連續進行20次。

(6)原地高抬腿

雙腳並立，雙臂下垂，掌心緊貼同側大腿外側面。先將左腳高抬至盡可能的高度，然後下踩；換右腳進行同樣的動作。交叉連續進行20次。

以上的運動量根據個人體力情況而定，開始時次數可少些，然後逐漸增加次數，以做操過程中感到全身溫熱、自覺有汗為限度。

■■■ 呼吸操

做操時，坐在高矮適合的椅子上，雙足著地，膝關節屈成90度或小於90度。雙膝分開與肩同寬，雙肘放在膝上，右手握拳，左手抱於右拳外（女性則左內右外）。上身略前傾，低頭，額頭輕放於拳心處。然後微閉眼，全身放鬆，使思想意識、神經系統進入放鬆狀態。繼而儘量想像自己一生中最愉快、最美好的事，面帶微笑，身心漸進入心曠神怡的境界。

接著將思想完全集中在呼吸活動上，不受外界干擾。先隨意吸一口氣入腹部，再由嘴細小而緩慢地均勻吐出，全身隨之放鬆，感覺腹部變得鬆軟。再用鼻細、慢、均勻地吸氣，使小腹四周感覺漸漸飽滿，於是停止吸氣2秒，再短吸一下，立即將氣徐徐呼出。也就是採取：呼、吸、停2秒、短吸的呼吸運作方式。整個過程中胸部不起伏，只有腹部一鼓一縮的動作。

上述動作反覆進行15分鐘後，此時勿睜眼，抬起頭，雙手在胸前相搓10餘次，再以雙手十指自前向後梳頭10餘次；接下來睜開眼，雙手握拳，上舉伸伸腰，深吸氣一口，徐徐呼出，隨之雙手鬆開放下。

■■■ 血府逐瘀功

　　本功可平肝理氣、溫通心陽、交通心腎、活血化瘀，對高血脂症和動脈粥狀硬化有益。其操作步驟如下：

(1)平肝通陽

　　平坐，雙手中指接觸，手心相對置小腹前。意念沿三線（胸腹正中線和過兩乳的胸腹側位線）自上至下放鬆2遍。意守中指觸處10～20分，自然呼吸，氣息歸元。搓手，抹面梳頭，擦耳輪，搓腰收功。進行半月後，三線放鬆改為三線行氣，然後改四線（胸腹兩側位線和腰背兩側位線）自上而下放鬆行氣。每天2次，每次20～30分。

(2)虛胸實腹

　　姿勢同(1)，意念於四線放鬆行氣2遍，舌在口腔內攪動咽津，意守丹田10～20分鐘。自然呼吸，氣息歸元，摩腹收功。每天2次。早、晚各1次。

(3)活血化瘀

　　姿勢同前，意念於四線放鬆行氣1遍，氣沉丹田，意守丹田，待氣聚丹田有明顯感覺，引丹田之氣至會陰、左大腿外側、左小腿外側、左腳背、左大趾、二趾、三趾、四趾、五趾、左湧泉穴、左足踝內側，再從左小腿內側、左大腿內側回到丹田。「養」片刻後，再如前在右下肢行氣，回丹田，再「養」片刻。最後氣息歸元，摩腹收功。

■■■ 回春功

回春功是道家祕傳功法，因為對祛病強身、益智延年、回復青春活力有顯著作用，因此名為回春功。有研究發現，回春功可調節老年人紊亂的脂代謝狀況，對異常升高的膽固醇、三酸甘油脂、β脂蛋白等有降低作用，並能提高高密度脂蛋白的含量。此處介紹的回春功初級功法，具有簡單易學等優點。

(1)預備

面南而立，雙腳分開，約與肩同寬。全身放鬆，神態安祥，做3次虛靜呼吸（吸氣時意念心神安靜，呼氣時意念全身放鬆）。

(2)六合求中

保持虛靜呼吸狀態，先左右擺動各3次，歸中放鬆；然後前後晃動各3次，歸中放鬆；接著上下伸展後，意念肚臍與命門連線的正中部位放鬆。至此，身體重心處於最舒適的位置，全身將會感到輕鬆、愉悅。

(3)意念青春

保持虛靜呼吸狀態，以3次虛靜呼吸時間意念自己彷彿已經回復到青春年華（男性恢復到20歲，女性恢復到18歲），內心愉快，面帶微笑，並讓這種愉悅的心神貫穿於整個練功過程中。

(4)導氣令和

繼意念青春後，收左腳，雙腳跟相靠，雙手掌向前、向上。同時吸氣、收小腹、提會陰，腳跟踮起，引體向上，雙手臂順勢上舉，雙手在頭頂上方合掌。然後徐徐呼氣，合掌緩緩下落至拇指對著天突穴稍停，再深吸氣；接著再徐徐呼氣，合掌繼續下落至襠前分開，回復至立正狀。意念隨著導氣令和的升降開合，感到體內「清陽上升，精力旺盛；濁陰下降，渾身舒暢」。如此共操作3遍。

(5)吐故納新

以預備姿勢做1次虛靜呼吸。接著上身前傾，臀部向後、下坐，全身放鬆。然後以順腹式（吸氣時小腹微微鼓起，呼氣時小腹放鬆還原，鼻吸口呼）做吐故納新：吸氣時雙肩上聳、腳跟踮起，引體向上，昂首，挺胸，小腹微鼓；呼氣時肩向後轉，全身放鬆，躬腰後坐。意念越做心胸越舒暢，肢體越柔和，全身越舒服。連續操作6遍。

(6)青龍遊春

先做1次虛靜呼吸。然後收左腳，稍彎腰、低頭，雙手在襠前合掌，並腳並腿，合掌上舉、引體向上，掌高於頭頂。接著做龍遊左勢：

①合掌沿著頭部（上丹田）的左側劃弧形而下至天突穴，全身重心下降。

②合掌由天突穴沿著胸部（中丹田）右側劃弧形而下至
　神闕穴（在肚臍中心），全身重心繼續下降。

③合掌由神闕穴沿著小腹（下丹田）左側劃弧形而下至
　膝蓋，全身重心下降至半蹲狀。

④合掌由膝蓋前沿著小腹（下丹田）右側劃弧形而上至
　神闕穴，身體稍起。

⑤合掌由神闕沿著胸部（中丹田）左側劃弧形而上至天
　突穴，身體繼續上起。

⑥合掌由天突穴沿著頭部（上丹田）右側劃弧形而上至
　頭頂上方，全身上躍，腳跟踮起。

　　從①至⑥的動作，要做到緩慢、連貫、圓潤、柔和。
意念自己彷彿是一條全身柔和的小青龍，在春光明媚的仙
境中悠然自得地飽覽春景，心曠神怡，無比舒暢。

　　操作完成①至⑥為1遍，龍遊左勢應連續進行3遍。然
後進行龍遊右勢，方法與左勢相同，但方向則相反（如①
合掌沿著頭部右側而下……)，也應連續進行3遍，然後做
收勢。

　　收勢時先向右彎腰，腳跟保持踮起狀態，合掌分開，
掌心相對；再向左彎腰，腳跟下落，雙手拉開，掌心相
對。然後在印堂穴前合掌上舉，再下落，雙手在襠前慢慢
分開。做一次虛靜呼吸，雙腳尖分開；再做一次虛靜呼
吸，左腳分開，恢復自然站立。

(7)大鵬翱翔

保持虛靜呼吸狀態，先做1次虛靜呼吸，接著進行鵬翔起勢：雙手掌心相對，向兩側擴展舉起；然後在身前如抱氣球姿，右手在上而掌心向下，左手在下而掌心向上，雙手勞宮穴（在屈指握拳時中指指尖所點之處）相對。

進行鵬翔左勢：雙手如抱球轉腕，轉體向左，雙腿的大腿根部相擠，抱球由左下弧形而上（左手在上，右手在下）運球起飛，雙腿根部輕輕摩擦。當運球起飛至左上方（左手高於頭頂），頭部轉向正面，全身重心下降，兩腿根部輕壓。此時意念自己彷彿是一隻氣勢磅　的大鵬，逍遙自在地在天空翱翔，精神境界高超開朗，身心舒暢。

然後轉做鵬翔右勢，操作方法與左勢相同，唯方向相反。如此左右交替各做4遍，然後進行收勢。

做收勢時，雙手展開，掌心向下，收左腳呈立正狀。雙手在襠前合掌，引體向上，再合掌下落至襠前分開，雙腳分開，回復到預備姿勢。

(8)金童柔身

保持虛靜呼吸狀態，先做1次虛靜呼吸。進行起勢，兩腿稍屈膝，全身放鬆。

進行左勢時，由腰腹向左扭動，推動軀幹、左肩向左弧形上聳，帶動右下肢（胯、大腿、小腿、腳掌）隨之左轉，重心落在左腳，兩腿根部相擠，右腳大拇趾點地，頭

向正面，目光平視。

　　然後轉向右勢，方法與左勢相同，唯方向相反。如此周身表裡柔韌自然地左右交替各做4遍。意念自己心神猶如赤子，體態柔若仙境的金童，感覺到此功越做越柔順，越做越舒服。

　　最後做收勢，收左腳呈立正狀；雙手在襠前合掌，引體向上；再合掌下落至襠前分開。恢復到預備勢。

(9)溫腎養精

　　先做3次虛靜呼吸，使全身表裡儘量放鬆，小腹特別放鬆。接著進行以下步驟：

①全身輕緩悠動。先由小腹開始輕微而緩慢地悠動。接著帶動全身輕微、緩慢、富於彈性的垂直鬆弛抖動32次，約16秒。

②進行中速悠動，中等速度鬆弛抖動136次，約45秒。

③進行減速悠動，逐漸降低抖動速度和幅度，並趨於停止抖動，抖32次，從降速至停止約16秒為宜。

④在鬆弛抖動停止後，進行3次虛靜呼吸，以頤養腎氣，更達到溫腎養精的效果。

⑤上述整個過程中，自我感覺「越抖越放鬆，越抖越舒服」。在抖動漸停後，重新保持虛靜狀態時，意念自我感覺體內精氣充盈，心曠神怡，渾身舒暢。

(10)順息養氣

雙手翻掌，掌心向前，緩慢地從體側斜向上舉捧氣。舉到頭頂上方時，雙手掌心相對，十指向上。然後屈腕，掌心向下，十指相對。接著雙手從神庭穴前上方慢慢向下導引貫氣，貼近身前沿任脈兩側下行，先後經過頭、胸、腹部，即上、中、下三個丹田的身外部位，至小腹下方曲骨穴附近分開，回到體側。

進行時須意念天地精英之氣被自己所抱，貫入體內，感到「人在氣中，氣在人中」，融融然渾身舒暢，並導引體內已活躍起來的精氣、由上而下凝聚於下丹田。

雙手如此上行（捧氣）、下行（貫氣）為1遍，應連續進行6遍，且呼吸自然（不必配合動作）。且應一遍比一遍更放鬆、更柔和、更緩慢，因而氣感也越增強。

(11)虛靜養神

保持虛靜狀態，雙手在襠前抱拳，呈現「太極圖形」——右手五指自然鬆開，大拇指和中指輕輕相扣成圓環；左手五指鬆開，以大拇指穿過右手的圓環，點著無名指與掌間的橫紋，雙手其餘手指寬鬆相握。雙目輕閉，意念肚臍和命門之連線的正中部位，感覺舒服，做6次虛靜呼吸以養神。最後抱拳鬆開，收左腳立正，雙手在襠前合掌；提掌、上舉、腳跟踮起，引體向上；然後合掌下落，全身放鬆，恢復成預備式。再靜養一陣，即練功完畢。

(12)注意事項

要樹立練功的信心、決心和恆心，堅持每天練習。而且練功時始終保持意念青春、內心愉快、面帶微笑的心神狀態。操練各勢的基本要領是鬆靜自然、柔韌圓滿、緩慢連貫。

■■■ 減肥操

做操時，呈平臥姿勢，屈膝90度，一手放胸部，一手放腹部。然後集中思想，吸氣時挺胸收腹，呼氣時縮胸凸肚且儘量高，但不要過度。呼吸頻率保持自然速度，持續10～20分鐘。呼吸自然平穩後，搓手10餘次。此外，也可以採站姿進行，或在行走及乘車時練習。

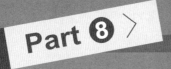

Part ⑧ >

5分鐘
理療降血脂法

關於理療的常識您瞭解多少？

常用於降血脂的理療方法有哪些？

針灸、推拿、按摩……真的可以發揮降血脂的作用嗎？

有哪些具體操作的步驟？效果又是如何？

趕快抽出5分鐘來瞭解一下吧！

■■■ 穴位推拿

自人體面部起重點穴位，從上至下、自前往後進行推拿，具有升陽降陰、振奮十四經絡之氣、打通全身經脈的作用。揉睛明穴20～30次，摩眼眶10圈，按印堂穴30次，揉太陽穴20～30次，分推前額10～20遍，推迎香穴（沿鼻兩側上推）10～20次，揉耳捏耳30～40次，推聽宮穴（中指在耳前、食指在耳後，反覆上推）20～30次，指擊頭部（兩手下指微屈，叩擊頭部）40～50次，揉百會穴30～50次，上推面頰20～30次，彈風池穴（揉擦大椎穴及肺俞穴）各20次。按揉脾俞穴及腎俞穴各30～40次，捶擦腰部至腰熱（先握拳捶，再反覆下擦，接著揉膻中穴）20～30次，按摩中脘穴（兩手重疊，先逆時針方向再順時針方向）各按摩50～60次，下推氣海穴50次，擦胸部（兩手配合呼吸先擦胸，再斜擦小腹）各20～30次，拿按肩井穴及肩胛20～30次，按揉尺澤穴、手三里穴，對拿外關穴及合谷穴各20～30次。撚搓手指，每指3遍，擦上肢，內外側各5～7遍，下肢還須點風市穴，指尖叩擊點10～30次，拿按血海穴、陰陽陵泉，按揉足三里穴、三陰交（三陰指足部的足太陰脾經、足少陰腎經及足厥陰肝經三條經絡）各20～30次，拳擊下肢、搓下肢各7～10次。如此推拿後，全身輕鬆精神爽。

■■■ 早晚揉腹

利用早晨起床前、晚上睡覺前的時間，平躺床上，右手在下、左手在上，繞肚臍順時針方向揉腹，稍用點力揉60次，然後換成左手在下、右手在上，逆時針方向揉腹60次。搓揉範圍是順時針由中間向外至整個腹部，逆時針則再由外向中間揉。每次揉完，一般會感到頭上出汗、腳心發熱，感覺很舒服。通常經過持續兩個月的揉腹，可以見到較為明顯的效果。

■■■ 耳壓療法

根據患者的症狀，分別選下列耳穴：交感、胃、肺、神門；脾、飢點、胃、交感；肺、飢點、交感、內分泌。將嵌有王不留行籽的耳穴壓片敷於一側耳穴，經過1、2天後再換至對側耳穴，交替刺激兩耳。患者每次就餐前，自己用手按壓耳穴壓片5分鐘左右。

耳壓療法有活血化瘀的功效。根據臨床觀察，治療1週後，體重開始減輕，膽固醇與三酸甘油脂均有下降的趨勢，且治療時間越長，療效越好。觀察8個月未見有體重再度增加者。

■■■ 指壓療法

　　這是以手指（或以指壓棒輔助）按壓人體穴位，以刺激經絡、臟腑，達到防治相關疾病的一種傳統外治法。高血脂症、肥胖症是血脈的病症，血中之痰濁，臨證表現為血脈不暢、氣滯血瘀、痰阻脈絡等，以致經絡氣血運行失常。根據臨床和實驗觀察，運用指壓、針刺等刺激人體體表一定穴位，發揮相應經絡的作用，可促使血脈流暢，血脂降低，並具有安全、療效顯著且持久等優點，也不會產生中毒、腹瀉、體力下降等副作用，是值得推廣的治療高血脂症的良法。

　　指壓療法是以指「壓」為基礎，並延伸出捫壓法、捏壓法、切壓法、揉壓法、叩法、循法等多種操作法。以下介紹主要的4種操作方法及其功能要點：

(1)捫壓法

　　捫壓法是以手指指端在選穴上較重按壓的一種指壓法。可用單指（一般以拇指或中指的指端在穴位上捫按）來操作，稱為單指捫壓法；雙指（即雙手的單指並用）來操作則稱為雙指捫壓法。

　　單指捫壓法常用於腹、背部及四肢部穴位，如中脘、合谷、足三里等穴；雙指捫壓法常用於頭面頸項、腹部、背部穴位，如風池、陽白、太陽、四白、天樞及背俞等。

捫按時，指端緊緊按壓皮膚及皮下組織，通過指端將捫按時產生的作用力深入透達到穴位深處，使患者產生酸、麻、重、脹、熱、蟻行、微痛等感覺，與針刺穴上時產生的「得氣」感有部分相似。本法操作時應根據患者的體質、年齡、病情等不同而施以不同的壓力，以產生「得氣」感作為壓力適度的標準。捫壓法的操作時間較長，每個穴位應捫按數分鐘左右，具體操作還應根據病情、病程、主穴、配穴及部位不同，採取靈活變通的方式治療。

　　捫壓法適用的穴位較多，且以肌肉豐厚及部位平坦處的穴位最為常用。由於一般用力較重，人體受到的刺激量也較大，所以捫壓法具有行氣活血、消積導滯、化瘀破結、通經舒絡、調整臟腑等諸多功能。

(2)捏壓法

　　這是指以兩手指對稱用力捏壓穴位的一種操作法，具有活血化瘀、通絡導滯、行氣止痛、調整臟腑等功能。本法多用於四肢部穴位，如曲池、合谷、外關、內關、太溪、太衝等穴。

　　捏壓法操作時，可用拇、食指，也可用拇、中兩指，一般以拇指指端按壓在某一穴位上，食指或中指置於該穴的上下方或左右方相對應處，兩指同時對稱用力捏壓。若想同時捏壓兩個穴位，則食指或中指的指端必須準確按壓在另一穴位上，這時便可同時刺激兩個穴位。

(3)切壓法

俗稱爪切法。這是以拇指、食指或中指指甲切按穴位的一種操作法。本法多用於頭面、手足部及皮肉淺薄處的穴位，如高血脂症中醫分型選穴診治的內關、解溪、內庭等穴。切壓法具有導滯通絡、鎮痛消炎等功效。

切按時用力須輕柔緩慢，逐漸加大切壓力，以患者能耐受為度。切壓法既可單手爪切，也可雙手爪切，但切按時應儘量避免切壓處產生疼痛；若確實需要加大刺激量，可在穴位上反覆切按多次，不斷累積刺激量。

(4)揉壓法

這是以手指末端在穴位上環形揉按的一種操作法。本法操作時，指端壓在穴位的中心點，以穴位中心為圓心進行環形揉轉。醫者的指端不可離開被壓穴位的皮膚，手指猶如吸附穴位上，連同皮膚及皮下組織做小範圍轉動。

揉壓法以揉轉1圈為1次，揉按頻率可快可慢，一般以每分鐘60次為宜，每次揉按2～3分鐘。視病情不同，揉按的頻率及每次揉按的時間會改變，而且與所選穴位在治病處方中所處的地位有關，主穴揉按的時間應長些，配穴揉按的時間相對較短些。揉按穴位的面積，一般以穴位點為圓心、直徑1.5公分左右為宜。

揉壓法實際操作上可用中指或拇指。用中指揉按時，中指伸直，食指和無名指端抵住中指遠端指關節附近，拇

指端抵住中指遠端指關節的掌面，這種揉壓法姿勢可在左、右、內三面加強中指力量。中指指端則抵於穴位處。至於用拇指揉按時，拇指伸直，其餘四指屈曲，四指尖微屈向掌心，指掌空虛，作握空拳狀；或是將其餘四指伸直，拇指抵住所選需揉壓的穴位上。

揉壓法的刺激強度相對其他指壓法來說較輕，不過單就揉壓法本身而言，在操作中還有輕、較輕、中、較重、重等程度區分。一般來說，輕症、表證或老幼及體弱者，揉壓手法宜輕或較輕；重症、裡證或青壯年及體壯者，揉壓手法宜較重或重；病情輕重或表裡不明顯及體質一般者，可用中等強度手法。

■■■ 艾灸療法

取神闕穴及雙側足三里穴，以清艾條溫和灸，每穴每次10分鐘，隔日1次。適用於高血脂症的老年前期及老年期者，研究顯示能溫補脾腎，活血化瘀，明顯降低總膽固醇、三酸甘油脂的含量。神闕穴屬丹田所在穴位之一，灸之能溫補腎陽，活血化瘀；足三里為胃經合穴，灸之能補益脾胃，化痰滌濁，又能補益先天；兩穴合用，針對病因治標，培補脾腎固本，標本同治，調動自身調整機能，使脂代謝各項指標之間達到良性雙向的調整效應。

■■■ 隔藥餅灸療法

運用傳統的艾灸療法配以穴位敷藥，透過穴位艾灸、藥物滲透的綜合作用，可達到降脂的目的。其結果表明，隔藥餅不僅能有效地降低導致動脈粥狀硬化的膽固醇、三酸甘油脂，而且有效降低血中的低密度脂蛋白膽固醇及載脂蛋白B的含量，使高密度脂蛋白膽固醇有升高的趨勢，這說明隔藥餅灸療法對防治動脈粥狀硬化有非常重要的意義，顯示隔藥餅灸療法對脂質及脂蛋白的代謝具有良好的調整作用。

隔藥餅灸降血脂的作用，主要是通過穴位、艾灸、藥物等綜合協調作用，而達到通經脈、調氣血，使陰陽歸於相對平衡，臟腑功能趨於調和，從而影響了血清脂質及脂蛋白代謝，並調節其比例，使血中的低密度脂蛋白膽固醇及載脂蛋白B的含量下降，高密度脂蛋白膽固醇趨於上升，使脂蛋白代謝恢復新的平衡。

高血脂症患者自製艾炷隔藥餅，方法為：將藥物碎成粉末，以醋調勻，製成直徑2～3公分、厚1公分，重2.5公克的圓形薄餅，分別放置穴位上。然後取純艾絨製成的小艾炷，放置藥餅上開始施灸，分兩組取穴——天樞、巨闕、豐隆為第一組，心俞、肝俞、脾俞為第二組。兩組穴位隔日交替進行治療。

■■■ 磁穴療法

以此法用於治療高血脂症和高血壓，患者的血清膽固醇、三酸甘油脂、低密度脂蛋白均出現下降。磁療的降脂療效可穩定維持1～1.5個月，若與運動、改善飲食結構相結合，則可延長至2～3個月。所以磁療可作為高血脂症的輔助療法。

(1)耳穴磁療推拿法

以磁棒點揉耳穴的胰、膽、小腸、前列腺、三焦、胃各穴1～3分鐘，再以雙磁棒對置點壓耳穴的胰、膽、前列腺、小腸各穴1分鐘。

(2)月球車脈衝磁療推拿法

以「手車」或「背車」按壓、按摩下列各經穴區3分鐘。可重複3次。包括：頸椎，背腰區的膈俞、肝俞、膽俞、胰俞、腎俞、膀胱俞等穴，手臂區的內關穴，腿區的足三里、豐隆等穴，以及足區的湧泉穴。

以「足車」滾壓或站立式踩踏按摩足部反射區，包括脾、胃、腎上腺、腎、輸尿管、膀胱、腦下垂體、甲狀腺、副甲狀腺、食道、心臟、腸等，進行20～30分鐘。

■■■ 溫泉療法

這是利用溫泉水內服外用來防治疾病的一種療法，自遠古時期就已經施行。溫泉水是具有醫療價值的地下水，由於它含有一定量的礦物質，或含有某種氣體，或具有較高的溫度，或兼而有之，因此能對人體的多種疾病發揮一定的保健治療作用。

溫泉水對人體有非特異性和特異性兩方面的作用。非特異性是指溫泉水溫、水壓等對人體的物理作用，比如溫熱（一般指25℃以上）的泉水，可使微血管擴張，促進血液循環；而水的機械浮力與靜水壓力作用，可發揮按摩、收斂、消腫、止痛的效能。至於溫泉的特異性作用，則是指泉水所含的礦物質的化學作用。大多數溫泉水中都含有鍺、矽、鉑、錳、鋅、碘、硒及碳酸鹽、硫酸鹽、硫、鉛、鐵、氟、硼等礦物質，對防病治病有一定的益處。

不同的溫泉有不同的治療作用，所以對溫泉水一般按其所含化學成分和水溫高低來分類。高血脂症患者可多選用氫泉和氯化鈉泉。進行氫泉浴時，水溫以34℃～37℃為宜。每天浸泡1次，每次10～20分鐘，15～20次為一療程。為了使氫與皮膚更多接觸，要讓水不斷地流動，患者可用手輕微划撥池水，但划撥的動作不宜太劇烈，以免氫氣逸散。

■■■ 循經摩擦拍打

　　這是藉由循經摩擦、拍打，握撚手、足、肩、臂的脂肪堆積處皮膚，以達到去除脂肪的目的。方法如下：

①以毛刷、毛巾或手掌在脂肪厚處摩擦，時間不限。

②以毛刷或手掌沿足少陰腎經——大小腿內側至足心部位，來回進行5次螺旋狀摩擦。再由小腹向胸部沿腎經支脈循行部位摩擦。支脈循行線由會陰穴往上經腹（正中線旁開1.5公分），走胸（正中線旁開2公分），止於俞府穴。

③左手甩往背後以手背拍打右肩10次，再以右手背拍打左肩10次。然後左手從右臂內側拍打至頸部10次，再換右手拍打左臂內側至頸部10次。如此可消除肩、臂部脂肪。

④左手握、撚右肩和右臂脂肪豐滿處10次，再換右手握、撚左側10次。然後向前、向後旋轉雙肩各10次。如此可消除肩、臂部脂肪。

■■■ 足部按摩

　　除了對顱內疾病中的腦挫裂傷、外傷性顱內血腫、腦膿腫、腦血管疾病急性期等不宜用外，本療法對高血脂症

的許多症狀都有十分顯著的減輕和治療作用。

足部按摩需要的工具也很簡單，只要按摩棒、按摩膏和一塊毛巾，如果配合藥浴浴足，療效會更顯著。

足部按摩療法易記易學，因為足部反射區分布有一定的規律。將雙腳併攏，在雙腳上就有與全身幾乎完全相應的對應：十趾為頭，足根為股，腳底為腹，腳面為胸，脊柱在足後背，左右腳底內側正好依次對應頸椎、胸椎、腰椎、尾椎，最後為尾骨；鼻子在中央，兩眼在第二、三趾，兩耳在第四、五趾。因為人體是立體的，各相應反射區也是立體，有大小、上下、深淺、左右之分。只要知道以上的規律，就能便於依臟器的位置，準確尋找足部反射區上相應的所在，施行按摩治療。

5分鐘
起居降血脂法

合理安排生活節奏，調整生活細節，

能達到降血脂的作用嗎？具體要如何進行呢？

進行過程中又要注意哪些問題？

趕快每天抽出5分鐘，好好瞭解一下吧！

■■■ 科學睡眠法

睡眠是調整人體精神氣血必不可少的生命活動，是人體藉以維持正常生命活動的自然休息。所以對高血脂症患者來說，合理的睡眠具有重要的養身保健作用。

高血脂症患者的重要致病因素之一是「貪睡少動」。曾有學者提出，「貪睡」是個體發胖的重要信號，這類患者睡眠特別香甜。若已經睡了足夠時間後還想睡，或經常哈欠不斷，在排除過度疲勞的情況下，或許就是肥胖症悄悄襲來的警訊。不過，部分高血脂症患者及肥胖症患者，經檢查確診其相關病症後，對「貪睡」概念十分擔憂，甚至急得怕睡覺，以致無針對性地強制自己少睡，加重自己的精神負擔，而且相當緊張，這樣做既非必要，也無助於疾病積極防治，還會對疾病康復帶來許多不應有的煩惱。

高血脂症患者與所有健康人一樣，不能不睡眠，而且必須好好管理睡眠問題。當事人要充分認識：睡眠最重要的是掌握睡眠的方式。有兩句古詩是：「華山處士如容見，不覓仙方覓睡方」。中醫學提倡「與日月共陰陽」，也就是說，睡眠可根據四季特點加以調節。一般來說，春、夏季宜晚睡早起，秋季宜早睡早起，冬季宜早睡晚起。明代著名醫家張介賓曾說：「以動靜言之，則陽主乎動，陰主乎靜。」「陰陽升降，氣之動靜也；形氣消息，

物之動靜也；晝夜興寢。身之動靜也。」現代醫學研究也證實，「生命在於運動」，動而不衰，靜養存精得以延年益壽，而且從辯證觀點探究，動和靜符合黃金律（即0.618分割律），才是較佳的養生方法。從「晝夜興寢，身之動靜」分析，人們白天所從事的工作、學習、勞動、運動、文娛活動，以及膳食餐飲等等，都屬「動」的範疇；夜間的睡眠，以及午間的小憩等，則屬於「靜」的範疇。由此可見，以正常成年人為例，每天睡眠時間8～9小時為宜，夜間睡眠是7.5～8.5小時，午間小憩是0.5～1小時，而且要提高睡眠品質，克服額外多睡的不良習慣，才有助於身體康復。

對於中老年（尤其是年逾60歲）高血脂症患者，在睡眠時間調控上，應針對老年人身體功能相對衰退的實際情況，所以靜養的時間要更多一些，每天睡眠時間以10小時左右為宜，夜間睡眠8.5～9.5小時，午間小憩0.5～1小時，肥胖症及脂肪肝的患者也應這樣做。

■■■ 乾浴面法

將雙手搓熱後，以掌心貼於額部，並逐漸擦動，沿鼻旁→下頜→下頜角→耳前→目外眥→額角，反覆擦動20～30次。

■■■ 心理療法

（1）克服恐懼法

　　恐懼是由某種危險情景引起的情緒。一般強度的恐懼對身體危害不大，但強烈的恐懼會帶給人有害的影響。為了克服這種恐懼情緒，醫護人員應提供患者有力的心理支持，在患者可能產生恐懼情緒前，向患者說明情況，使他有充分的心理準備。同時要給患者積極暗示，應以和藹、耐心的態度對待患者，表現出權威和尊嚴，使患者對醫護人員有信賴感。

（2）增強信心法

　　醫護人員在患者信賴的基礎上，要及時向患者回饋各種醫療資訊，以增強患者治療的信心。在雙方溝通中，要注意患者接受資訊的情況，避免產生誤解。幫助患者樹立生存的信心和勇氣，調整患者的心態，重新尋找自我。向患者指出，即使在痛苦中，也能發現生存的意義，人類能承受痛苦、內疚、絕望和死亡，關鍵是要先能正視它、戰勝它，從而獲得成功。缺乏生存意識是心理危機的中心問題，在治療的過程中，重建患者的人生觀、價值觀、責任感和使命感，是醫護人員的核心任務。

（3）心理支持法

　　這是指採用支援療法給予患者心理上的援助。具體作

法是採取勸導、啟發、鼓勵、同情、支持、說服、消除疑慮、再度保證等方式，來幫助和指導患者分析認識他所面臨的問題，給予權威性的支持，使之增強抵禦能力，適應環境。有時還可藉由發洩或討論，讓患者將心中的不滿、委屈等說出來，使不良情緒得以緩解或消除。心理危機的控制是一種全方位的干預，它涉及到整個醫療系統。在心理危機的控制過程中，除了醫院及醫護人員因素之外，還要注意對患者接受外界資訊的有效控制，如家庭成員傳播不良情緒、親屬及朋友言語不當導致不良刺激、經濟因素困擾等，都要注意，以防剛剛緩解的危機又再度惡化。

高血脂症不是單一的病種，包括原發性高血脂症和續發性高血脂症兩大類，所以防治措施也各不相同。患者應認識到，高血脂症可以防治，所以不應該有過重的心理負擔。高血脂症導致的嚴重不良後果是緩慢發生的，不要以為當前沒有明顯不適而忽視對它的治療。治療高血脂症是長期抗戰，不要期望短期內治癒，也不要自以為已治癒就恢復以往不良的生活方式，才不會功虧一簣。

■■■ 乾梳頭法

以十指指腹貼於前髮際，先梳前髮際至頭頂再至後髮際，然後梳兩側頭部。反覆梳20～40次。

■■■ 起居療法

　　起居療法是藉由合理的科學生活方式來達到促進健康、治療疾病的目的。在最早的中醫典籍《黃帝內經》裡，對起居療法在防治人體疾患所發揮的重要作用就有明確的記載與論述。結合現代醫學科學研究成果，在防治高血脂症方面須高度重視和充分注意的要點如下：

（1）生活規律，按時作息

　　即使節日休假或親戚、朋友來訪，也應注意不要隨意打亂自己的「生物時鐘」，這點十分重要。對於多數高血脂症患者來說，生活缺乏規律的現象很明顯，所以必須注意糾正。嚴格養成「黎明即起，灑掃庭除」的好習慣，午間可小憩半小時。一般情況下，高血脂症患者的午睡時間不宜過長，也不宜經常或過多地熬夜。

（2）一日三餐，飲食有度

　　飲食是人體營養的主要來源，維持生命的必需物質。高血脂症患者應特別重視正常的家庭膳食餐飲，切忌暴飲暴食，力求營養均衡，粗細搭配得當，葷素調和得法，自覺做到不挑食、不偏食、不暴飲暴食、不吃零食、不隨心所欲濫吃太過營養的食物。

（3）養成運動習慣，從事體力活動

　　對高血脂症患者來說，尤其要高度警覺：勿久坐、勿

久立、勿久行、勿久臥、勿久蹲。在正常的工作、學習、勞動等環境中，每天在上、下午各進行1次的運動，持之以恆，對身體大有裨益。

（4）適量的家務勞動

家務勞動不僅具有培養和鍛鍊意志力和持久性的作用，而且長期實踐，還能獲得降脂減肥的效果。不過對中老年高血脂症患者來說，家務勞動量要適宜，尤其老年人不宜過於勞累，應量力而行，適可而止。

（5）適當的體育娛樂活動

多數高血脂症患者「生性喜靜」，這其實是一種不良的生活狀態，對人體來說害多利少。應多走向戶外，到人群中，從事各類健康的、有益人體的活動，例如健走、慢跑、跳繩、健美操、跳舞、騎自行車、游泳、爬山等，或是結伴進行籃球、排球、足球、羽球、網球、桌球、保齡球等球類運動，並在活動過程中感受降脂減肥的樂趣。

（6）養成每天排便的習慣

每天正常排便一次是起居療法的一個重點。中醫十分重視人體正常排便的保健價值，並認為「頻泄誠耗氣，強忍則大腸火鬱」。唐代名醫孫思邈也說過：「忍大便，成氣痔。」氣痔就是肛門腫痛、排便艱難、便血脫肛等。現代醫學研究結果顯示：人的腸腔中存在大量細菌，每天攝食的食糜（食物經咀嚼和胃腸消化後的形成物）經細菌發

酵分解，會產生一系列的有毒物質，如醛、酮、氨、過氧化脂質及大量的膽固醇等，被人體腸道重新吸收，進入血液循環，不僅直接危害臟腑，而且會誘發高血脂症等病。因此專家們認為，必須重視人體代謝廢物對健康的危害，因此應養成規律的排便習慣，而且攝取葷腥油膩要適量，多吃新鮮的水果、蔬菜及蜂蜜、核桃仁、芝麻等鹼性潤腸食物。對於中老年人而言，排便時最好選用坐式馬桶，尤其老年體弱者更應如此，儘量不使用蹲式廁所；且排便時不宜勉強用力，也不宜耗時過久，以15～20分鐘為限，一時不易排出可暫停，隔半天再排便一次，這樣可以避免誘發心腦血管意外及消化道疾病、胃腸脹氣和出血等。

■■■ 鳴天鼓法

以雙掌摀住雙耳，手指貼於枕部，食指疊於中指上，然後向下滑動敲於枕下兩側（相當於風池穴），使耳中有「咚」的一聲。反覆進行20～30次。

5分鐘
了解影響血脂因素

您知道血脂的影響因素有哪些嗎？

抽菸、飲酒、喝咖啡……真的會導致血脂異常嗎？

要如何做才能更有效地預防和治療呢？

只需每天抽出5分鐘，幫您解析……

■■■ 抽菸

　　研究證明，抽菸者的血清總膽固醇、三酸甘油脂值通常比不抽菸者高5％～15％，而抽菸或吸二手菸者的血清高密度脂蛋白膽固醇比不抽菸者低8％～15％。

(1)對血清總膽固醇的影響

　　經由動物實驗研究得知，將家兔暴露在一氧化碳濃度高的環境中，使其血中一氧化碳血紅蛋白（COHb）的濃度維持在14％～25％，在此條件下，無論是否餵食兔子富含膽固醇的食物，牠均會發生高血脂症。如果將家兔暴露在不同程度的低氧環境中（含氧16％～18％），同時以富含膽固醇的食物餵食家兔，10週後兔子的主動脈壁內膽固醇沉積比在大氣環境中餵養富含膽固醇食物的對照組家兔高3～5倍。相反地，如果將家兔置於高氧（含氧26％～28％）環境中，則主動脈壁內的膽固醇沉積較對照組明顯減少。這些結果說明，一氧化碳及低氧環境的確使家兔血清總膽固醇升高。對靈長類動物（獼猴）進行類似實驗，也得到了類似的結果。

　　在流行病學和臨床研究方面則發現，抽菸者的血清總膽固醇值較不抽菸者高，且其血中一氧化碳血紅蛋白濃度高達10％～20％，推測血清總膽固醇值高可能與血中一氧化碳濃度有關。經由檢測16名抽菸史24～40年、平均每天

抽菸23.4支的23～56歲抽菸者，與12名年齡相似的不抽菸者比較，結果發現，抽菸者平均的血清總膽固醇值明顯高於不抽菸者，前者195.4 mg／dl，後者158.8 mg／dl。再有研究67名平均年齡36.8歲的抽菸者與60名平均年齡39.9歲的從未抽菸者兩組的血脂代謝情況時，發現抽菸組的血清總膽固醇值明顯高於不抽菸組，兩者的數值分別為（172.85±3.48）mg／dl與（160.09±3.48）mg／dl。

（2）對血清高密度脂蛋白膽固醇的影響

許多研究認為，抽菸與血清高密度脂蛋白膽固醇值呈負相關。無論男女，抽菸者的血清高密度脂蛋白膽固醇值均比不抽菸者低5～9 mg／dl。針對191例20～40歲的停經期前婦女的調查發現，其中抽菸者平均的血清高密度脂蛋白膽固醇值較不抽菸者低7 mg／dl，兩組相比有顯著差異。每天抽菸超過25支者，其平均血清高密度脂蛋白膽固醇值又較每天抽菸1～14支者低。另外的研究也發現，抽菸者的血清高密度脂蛋白膽固醇水準低於不抽菸者，且抽菸量越大，血清高密度脂蛋白膽固醇值越低。若以抽菸指數（平均每天抽菸支數 × 抽菸年限）來評估抽菸程度，則超大量抽菸者（指數＞400）的血清高密度脂蛋白膽固醇值明顯低於大量抽菸者（指數為200～400），而大量抽菸者又明顯低於中量抽菸者（指數＜200）。有關專家在分析282例血脂和抽菸與冠心病的關係時，也顯示抽菸組

的「血清總膽固醇／高密度脂蛋白膽固醇」和「低密度脂蛋白膽固醇／高密度脂蛋白膽固醇」比值明顯高於非抽菸組，而「載脂蛋白AI／載脂蛋白B」比值則明顯低於非抽菸組。另有報導，抽菸者的血清三酸甘油脂值較不抽菸者高，但認為抽菸者的血清高密度脂蛋白膽固醇降低，不能完全以血清三酸甘油脂值升高來解釋，推測可能與抽菸者血中高濃度的一氧化碳會抑制肝細胞粒線體合成高密度脂蛋白有關。

（3）對血清三酸甘油脂的影響

研究顯示，菸草所含的尼古丁和一氧化碳，通過刺激交感神經釋放兒茶酚胺，使血清游離脂肪酸增加；游離脂肪酸最終會被脂肪組織攝取而形成三酸甘油脂，兒茶酚胺又能促進脂質從脂肪組織中釋放，最後導致血清三酸甘油脂值升高。研究還發現，抽菸者的血清三酸甘油脂值較不抽菸者明顯升高，前者119 mg／dl，後者82.5 mg／dl。

（4）對低密度脂蛋白氧化修飾的影響

近年實驗研究發現，暴露於菸霧中的低密度脂蛋白易被氧化修飾成氧化型低密度脂蛋白，可能是一氧化碳增加低密度脂蛋白被氧化修飾的敏感性。而且長期抽菸的高血脂症患者的抗氧化低密度脂蛋白自身抗體滴度，明顯高於僅長期抽菸而無高血脂症者或不抽菸的高血脂症患者，由此可知，抽菸會促進高血脂症患者的脂質過氧化反應。

（5）吸二手菸對血脂的影響

　　流行病學調查已證實，在菸草煙霧汙染的環境中生活的吸二手菸者，其血清高密度脂蛋白膽固醇值會降低，血清總膽固醇則升高。調查103例2～18歲血脂異常的兒童和青少年，其中28名是來自抽菸家庭的吸二手菸者，若與其餘未吸二手菸者比較，在年齡、性別、種族、飲食習慣、運動情況、肥胖程度、父母受教育程度和早發冠心病家族史等諸方面以及血清總膽固醇、三酸甘油脂值並無顯著差異，但吸二手菸組的血清高密度脂蛋白膽固醇平均低了11.2％（4.9 mg／dl）；即使校正各項干擾因素後，吸二手菸組的血清高密度脂蛋白膽固醇值仍較未吸二手菸組低8.5％（3.7 mg／dl）。這顯示抽菸環境對兒童、青少年的危害，特別是對已有血脂異常的兒童危害更大。

(6)戒菸對調節血脂的作用

　　如前所述，抽菸與血清總膽固醇、三酸甘油脂呈正相關，與血清高密度脂蛋白膽固醇呈負相關。經勸導後戒菸或減少抽菸者，其血清總膽固醇值可降低10％；停止抽菸1年者，其血清高密度脂蛋白膽固醇可增至與不抽菸者相當。大量的流行病學調查發現，抽菸作為冠心病的主要危險因素是可逆的，停止抽菸，冠心病危險程度迅速下降；戒菸1年，危險程度可降低50％，甚至與不抽菸者相當。

■■■ 酒精

（1）對高密度脂蛋白的影響

　　酒中含有乙醇可對肝臟代謝產生一系列影響。研究顯示，飲酒使血清高密度脂蛋白（HDL）兩個亞組HDL-2和HDL-3升高，且無性別差異。據報導，一組34例停經期前婦女每天飲酒30毫升，共3個月，與對照組比較，其血清高密度脂蛋白膽固醇升高10％，低密度脂蛋白膽固醇下降8％，同時高密度脂蛋白顆粒中的主要組成載脂蛋白AI顆粒也增加。對法國和北愛爾蘭人群的研究結果顯示，隨著飲酒量從≦15毫升／日增至16～36毫升／日、37～66毫升／日及＞66毫升／日，血清高密度脂蛋白膽固醇濃度也隨之增高，脂蛋白AI及脂蛋白AII均增加。另有研究發現，中度飲酒者與不飲酒或少飲酒者相比，其血清高密度脂蛋白膽固醇值升高6％；若每天酒精攝入量超過45毫升，可升高15％。這顯示血清高密度脂蛋白膽固醇值與飲酒量呈正相關。但要注意，飲酒雖然增加血清高密度脂蛋白膽固醇，同時也使三酸甘油脂值升高。

(2)對低密度脂蛋白的影響

　　酒對低密度脂蛋白膽固醇的影響目前尚無結論，但一般認為，中等量飲酒與血清低密度脂蛋白膽固醇值呈負相關。長期飲酒者的血清低密度脂蛋白膽固醇降低，可能反

映的是低密度脂蛋白顆粒變小，並非低密度脂蛋白的化學結構改變。酗酒者體內可產生富含三酸甘油脂的「小而密的低密度脂蛋白」（體積小而密度高），但戒酒後，低密度脂蛋白顆粒及血清低密度脂蛋白膽固醇值可迅速恢復。

（3）對極低密度脂蛋白的影響

實驗研究中應用同位素碘125（125I）標記極低密度脂蛋白–載脂蛋白，其半衰期在飲酒者較對照者延長28％。酒精可促進極低密度脂蛋白–三酸甘油脂的合成及清除。據文獻報導，對450例30～60歲的冠心病患者的血脂分析顯示：230例嗜酒者的血清三酸甘油脂、極低密度脂蛋白膽固醇、高密度脂蛋白膽固醇均較其餘220例不嗜酒者明顯為高。如果給不飲酒的健康志願者進食高蛋白、低脂肪的食物，並用酒代替相等熱量的醣類膳食，不論其中蛋白質與脂肪的比例如何，儘管志願者血中的酒精含量仍保持在規定中毒量以下，而肝內三酸甘油脂含量可增加3～14倍，而且最早可於飲酒後第2天就出現。可見膳食中若經常有一部分熱量來自酒精，即使食物中其他成分比例適宜，酒精仍會影響脂質代謝。這是因為酒精除提供更多熱量外，還可刺激脂肪組織釋放脂肪酸，使肝臟增加合成三酸甘油脂的前體——極低密度脂蛋白膽固醇，並使血中的極低密度脂蛋白膽固醇及乳糜微粒清除減慢，導致血清三酸甘油脂升高。若飲酒同時攝入大量脂肪，則這種現象

會更加明顯。因此，高三酸甘油脂血症患者若長期頻繁飲用酒精飲料，又同時進食較多脂肪，其血清三酸甘油脂值會持續升高，體重增加，所以限制飲酒是控制高三酸甘油脂血症——尤其是高三酸甘油脂血症並超重或肥胖的患者——的重要治療措施。

一般認為，適量飲酒（每天攝入白酒不超過50毫升）雖然可能無害，但權衡其對血脂代謝的影響，不應以飲酒來提高血清高密度脂蛋白膽固醇來預防冠心病，血清高密度脂蛋白膽固醇過低的患者也不宜採用增加飲酒量來作為治療選擇，更不可低估長期飲酒對身心健康的危害。

■■■ 咖啡

關於咖啡對血脂的影響，國際上自1970年代至今已進行許多研究，證明長期大量飲用咖啡可使血清總膽固醇、低密度脂蛋白膽固醇及三酸甘油脂升高，並得知咖啡豆中影響血脂的成分是雙萜類的Cafestol和Kahweol，若經加工除去這類物質，即可消除其對血脂的影響。曾有人做實驗，將84位健康成年男性隨機分為飲用義大利式蒸餾咖啡（Espresso）組、飲用阿拉伯上等咖啡組和飲茶對照組，每人每天平均各飲3杯，3週後檢測血清總膽固醇，三組均無差異，但飲阿拉伯上等咖啡組的血清低密度脂蛋白膽固

醇及三酸甘油脂升高，高密度脂蛋白膽固醇降低，與其他兩組相比有明顯差異。義大利式蒸餾咖啡之所以對血脂無影響，是由於其中雙萜化合物經蒸餾已被清除了。又有分析261例成人每天飲用5杯即溶咖啡的隨機交叉對照研究，結果發現，在6週飲用期間，血清總膽固醇平均增加4.6 mg／dl，載脂蛋白B增加0.12mg／dl，並認為咖啡主要使血清總膽固醇、極低密度脂蛋白膽固醇增加。就通常煮沸咖啡能使血清總膽固醇增加19.3～23.2 mg／dl而論，即溶咖啡升高血清總膽固醇有限，這與精製的即溶咖啡中雙萜化合物被揮發而含量減少有關。另有研究認為，雙萜化合物會降低人體血清脂蛋白（α）及升高酶活性。

　　如果飲咖啡適量、得法，不會造成不良後果；但過量飲用或喝不得法，對健康會產生一定的影響。就高血脂症早期預防而言，應該少喝咖啡。醫學研究發現，在冠心病心肌梗塞患者中，不喝咖啡者僅占17％，每天喝5～6杯咖啡者占48％，可知喝咖啡與冠心病有一定的關係。研究者還證明，喝咖啡的人飲後2小時，其血中的游離脂肪酸增加，同時血糖、乳酸、丙酮酸都升高，所以咖啡能升高血脂。此外，茶葉雖含咖啡因，但比咖啡的含量少，而且作用溫和。茶還含有擴張血管的物質和茶鹼，以及防止動脈硬化的物質，如維生素C、維生素P等，所以有利於預防高血脂症。

■■■ 不良生活方式

(1)飲食與血脂異常

　　來自動物性食物中的膽固醇，只是身體內膽固醇來源的一部分。實際上，植物性食物中也含有一些膽固醇（或稱穀固醇）。從外界攝入的膽固醇經過在肝臟的作用，才能轉化為人體的膽固醇。

　　近年來，隨著生活狀況改善，攝取過多的脂肪和總熱量已成為普遍現象，特別是肥胖者和中老年人，由於代謝功能衰退，體力活動減少，熱量消耗降低，脂類代謝功能失調，如果加上多食高膽固醇食品，就造成血脂異常。飲食過量或吃太多甜食，以致使人發胖，會使三酸甘油脂含量增高。此外，血脂並非完全從飲食中來，有相當多的人體膽固醇是由自身合成，所以一生吃素的人未必能逃脫血脂異常的遭遇，而成天吃葷的人也不一定會血脂異常。

　　因為如果從食物中攝入的膽固醇多了，體內自身產生的膽固醇就會自動減少；食物中攝入的外源性膽固醇減少，體內產生的內源性膽固醇就會相應增加。這種膽固醇此消彼長的機制，可以保持人體內部的膽固醇始終穩定在一個正常水準。只要體內血脂代謝調節正常，即使攝取過多的脂肪類食物，也不會導致血脂異常。由此也可知，別以為不吃含膽固醇的食物，就能降低自己的膽固醇。同樣

地，三酸甘油脂也非完全來源於食物中的脂肪，主要是由糧食及甜食轉化而成。

(2)運動與血脂異常

運動與不運動對血脂的影響有顯著差別。大量研究均顯示，運動和體力活動可使膽固醇、三酸甘油脂、低密度脂蛋白降低，高密度脂蛋白升高。

只吃不動或多吃少動，多餘的熱量便以三酸甘油脂的形式儲存在體內。向來喜歡運動的人一旦中斷運動時，也容易引起血清三酸甘油脂顯著增高。尤其是整天坐在辦公室的腦力勞動者，上下班以車代步，平時又很少運動，加上三餐不定時定量，晚餐又豐盛，久而久之，就會引起脂肪累積而發胖。科學實驗證明，缺乏運動的人體內易產生一種低密度脂蛋白粒子，它會加強膽固醇在血管壁附著的作用，從而加速動脈硬化的進程。

（3）情緒與血脂異常

精神緊張、情緒過分激動、經常失眠、過度勞累、生活不規律、焦慮或抑鬱等不好的心理和精神因素，都會對脂質代謝產生不良影響，而有可能導致血脂異常。

美國研究人員發現，容易發怒或老是生悶氣的人，其血液中低密度脂蛋白會顯著升高；相反地，那些在適當時機才發洩自己情緒而在一般情況下保持寬容的人，血液中的低密度脂蛋白會比一般人低10％。

■■■ 治療方式

(1)降脂與調脂有區別

血脂含有總膽固醇、三酸甘油脂、高密度脂蛋白、低密度脂蛋白、極低密度脂蛋白和乳糜微粒等成分，其中高密度脂蛋白能對抗動脈硬化，升高有益，降低則有害；其他多種脂質會導致動脈硬化，為危險因子，降至良好的狀態才有益。因此現代觀點認為，血脂異常的治療不全是降脂治療，稱為調脂治療較正確，意即讓不該高的下降，不應低的上升。

(2)確診標準和目標不統一

目前治療採取的血脂異常標準不統一，部分醫生將歐美的標準用於國人，顯然未考慮到我們與西方人的飲食習慣、遺傳因素、社會背景等都不同，所以有偏高、偏鬆的缺點。在控制目標上各國也不同，如歐洲標準是在一定指標內採用飲食療法，指標達到一定程度才採取藥物療法。可見調脂治療應根據情況，分層次採取不同的治療法。

(3)調脂治療不夠全面

調脂治療應該是全面性的綜合治療，包括飲食療法、運動療法、藥物療法等。特別應強調基礎治療，亦即改善生活方式，注意飲食結構，如低脂、低飽和脂肪酸和膽固醇的攝取量。運動也很重要，不僅能降低膽固醇等血脂，

還是升高有益的高密度脂蛋白的重要方法。所以，治療時必須重視藥物與飲食、運動的密切結合，多管齊下，同時還要考慮到降低其他危險因子的對策，如降低血壓、限制鹽分，以及增加抗氧化物的攝取量，如適量服維生素E、多吃蔬菜水果等。

(4)濫用健康食品

現代用於治療血脂異常的Statin類和纖維酸類藥物，有肯定的調脂療效，只要掌握得當，嚴格觀察，不會出問題，即使有些不良反應也可以避免。但目前市場上充斥著許多有關降脂的健康食品，部分商品的成分不清，療效不確切，千萬不要濫用，以免花錢又傷身。

(5)缺乏系統化治療

血脂異常的治療不僅是長期抗戰，有時甚至必須終生治療才能控制病情。若患者對此認識不足，常會造成治療斷斷續續，往往一次化驗正常就自行停藥，或是有不做定期血脂監測、怕抽血驗血等問題。患者應該聽從醫師的指示，例如飲食及運動治療3～6個月後複查血脂值，如達到控制目標應繼續治療，6～12個月複查；如持續維持在控制目標，改成每年複查一次。藥物治療也要定期回診複查血脂值，由醫師評定是否達成控制目標。

■■■ 藥物

　　影響血脂值的藥物很多，除了降血脂的藥物外，概括來說可分為下面兩類。

(1)升高血脂的藥物

　　皮質類固醇、皮促素、雌激素、腎上腺素、正腎上腺素、避孕藥、Thiazide類利尿劑、Aminopyrine、青黴胺、Thiouracil、水楊酸鹽、抗癲癇藥Trimethadione、維生素A、維生素D、溴化物、碘劑、酒精和乙醚等。

(2)降低血脂的藥物

　　氨基水楊酸、秋水仙鹼、甲狀腺激素、甲狀腺製劑、肝素、Tetrasodium、金黴素、卡那黴素（Kanamycin）、新黴素（Neomycin）和巴龍黴素（Paromomycin）等。

國家圖書館出版品預行編目資料

馬上開始降血脂，九種自我調養法，立刻遠離高膽固醇 / 李良石作
. -- 初版. -- 新北市：世茂，2014.04
面； 公分. -- (生活保健室；C72)

ISBN 978-986-5779-20-7(平裝)

1.心血管疾病 2.高三酸甘油脂血症
3.中西醫整合 4.食療

415.3   102028079

本書中所提供之資訊與方法並非要取代正統的醫療程序，
因個人體質、年齡、性別、特殊病史等各異，若您有任何
身體上不適，我們建議您應優先請教專業的醫護人員。

生活保健室 C72

馬上開始降血脂，九種自我調養法，立刻遠離高膽固醇

作　　者／李良石
主　　編／陳文君
責任編輯／李芸
封面設計／鄧宜琨
出 版 者／世茂出版有限公司
負 責 人／簡泰雄
地　　址／(231)新北市新店區民生路19號5樓
電　　話／(02)2218-3277
傳　　真／(02)2218-3239　（訂書專線）
　　　　　（02)2218-7539
劃撥帳號／19911841
戶　　名／世茂出版有限公司
　　　　　單次郵購總金額未滿500元（含），請加50元掛號費
世茂網站／www.coolbooks.com.tw
排　　版／江依坪
製　　版／辰皓國際出版製作有限公司
印　　刷／長紅印刷事業有限公司
初版一刷／2014年4月

ＩＳＢＮ／978-986-5779-20-7
定　　價／220元

本書原出版者為河北科學技術出版社，經授權由世茂出版有限公司出版發行
合法授權・翻印必究
Printed in Taiwan